漫话
呼吸科疾病

主　审　吴欣娟　李继平

总主编　蒋　艳　唐怀蓉

主　编　冯　梅　吴　颖

副主编　万群芳　薛　秒　朱　晶

编　者（按姓氏笔画排序）

万群芳　王莉莉　冯　梅　朱　晶　刘宇晴

李　希　杨　荀　肖　芹　吴　颖　张焱林

郑琪翔　洪婷玉　唐　红　曹鑫宇　谢　春

赖　倩　薛　秒

秘　书　王莉莉

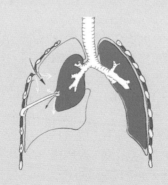

人民卫生出版社

·北京·

图书在版编目（CIP）数据

漫话呼吸科疾病 / 冯梅，吴颖主编. —北京：人民卫生出版社，2021.10

（临床护理健康教育指导丛书）

ISBN 978-7-117-32264-5

Ⅰ. ①漫… Ⅱ. ①冯…②吴… Ⅲ. ①呼吸系统疾病–防治 Ⅳ. ①R56

中国版本图书馆CIP数据核字（2021）第210692号

人卫智网	www.ipmph.com	医学教育、学术、考试、健康，购书智慧智能综合服务平台
人卫官网	www.pmph.com	人卫官方资讯发布平台

漫话呼吸科疾病
Manhua Huxike Jibing

主　　编：冯　梅　吴　颖

出版发行：人民卫生出版社（中继线 010-59780011）

地　　址：北京市朝阳区潘家园南里 19 号

邮　　编：100021

E - mail：pmph @ pmph.com

购书热线：010-59787592　010-59787584　010-65264830

印　　刷：保定市中画美凯印刷有限公司

经　　销：新华书店

开　　本：710×1000　1/16　印张：10

字　　数：169 千字

版　　次：2021 年 10 月第 1 版

印　　次：2021 年 11 月第 1 次印刷

标准书号：ISBN 978-7-117-32264-5

定　　价：59.00 元

打击盗版举报电话：**010-59787491**　**E-mail：WQ @ pmph.com**

质量问题联系电话：**010-59787234**　**E-mail：zhiliang @ pmph.com**

序

　　健康是立身之本，全民健康是立国之基。落实《"健康中国 2030"规划纲要》精神，提升健康素养已成为提高全民健康水平最根本、最经济、最有效的措施之一。为满足大众日益增长的健康需求，提高护理人员对患者及家属健康宣教的效果，四川大学华西医院护理部组织编写了"临床护理健康教育指导丛书"。

　　该套丛书兼顾不同受众人群的健康需求特点，以十个临床常见专科或系统的疾病护理为落脚点，由临床一线护理人员绘制原创科普漫画，把专业、晦涩的专科理论转变为通俗易懂的图文知识。整套丛书紧贴临床、生动有趣、深入浅出，翔实地介绍了常见疾病健康宣教知识，真正做到了科普服务于临床、服务于读者，是一套不可多得的、兼具临床健康教育指导及健康知识科普的读物，适于护理人员、患者及家属阅读。

　　在丛书即将面世之际，愿其能有助于提升临床护理工作者科普宣教能力，为专科护理人才队伍建设和优质护理服务质量提升作出重要贡献。同时，也希望这套丛书能帮助广大患者及家属了解疾病基础知识及康复措施，为健康中国战略的推进贡献力量。

2021 年 2 月

前 言

随着我国工业化、城镇化、人口老龄化进程加快，中国居民生产生活方式和疾病谱不断发生变化，慢性病发生逐年增加，呼吸系统疾病在各系统疾病负担中居首位，不仅影响着患者生活质量，同时亦给家庭带来沉重的经济负担，更严重威胁着患者生命安全。

本着"健康中国，科普先行"的理念，为提升公众对慢性呼吸系统疾病的认知，掌握"预防－护理－康复"的健康知识，四川大学华西医院呼吸与危重症医学科的护理团队组织编撰了这本医学科普读物。本书图文并茂，涵盖了呼吸系统常见病的预防、疾病管理、康复等方面知识。同时，对大家在日常诊疗活动中关注的治疗、检查问题给予了详细解答。通俗易懂的语言，搭配生动形象的漫画，让医学科普充满趣味性和可读性，让医学知识走进民众，从而助力全民健康的发展。

本书的编纂参考了权威医学书籍、专业文献和专家的指导意见（在此也特别感谢四川大学华西医院呼吸与危重症医学科原专科护士长吴小玲教授的全程悉心指导），保障了本书涉及知识的科学性及专业性。问题的凝练来自编者丰富的临床经验，针对性地就大众所关心的问题作出解答，贴近临床实际，所以可作为相关医护人员健康教育的参考读物，也可作为大众疾病自我管理及看护的科普指导读物。

但鉴于编者经验有限，编写时间仓促，书中疏漏之处在所难免，恳请广大读者批评指正，以便于我们不断改进。

冯梅　吴颖

2021 年 10 月

目 录

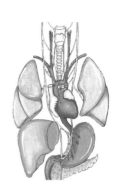

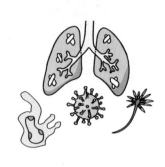

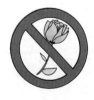

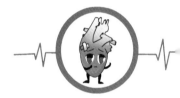

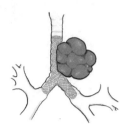

第四节 漫话 CT 引导下经皮肺穿刺活检术

第五节 漫话冷冻肺活检

第六节 漫话气道内支架植入术

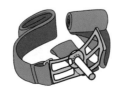

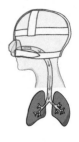

第四章　漫话呼吸康复

参考文献

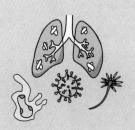

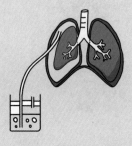

第一章

漫话呼吸系统疾病

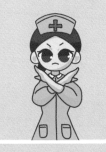

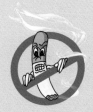

第一节 漫话慢性阻塞性肺疾病

一、什么是慢阻肺?

慢性阻塞性肺疾病简称慢阻肺（chronic obstructive pulmonary disease COPD），是一种可以预防和治疗的常见疾病，以持续存在的气流受限为特征，通常是因明显暴露于有毒颗粒或气体引起的气道和/或肺泡异常所致。

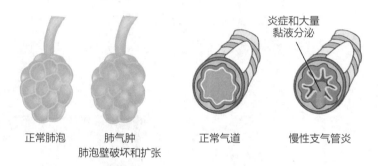

正常肺泡　　肺气肿　　　　　正常气道　　慢性支气管炎
　　　　　肺泡壁破坏和扩张

二、得了慢阻肺会有什么表现?

临床主要有三大症状。

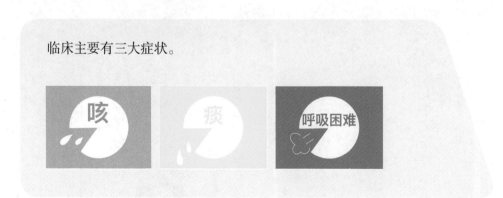

三、为什么会得慢阻肺?

慢阻肺是长期积累吸入有毒颗粒或有害气体与个体多种复杂因素相互作用的结果。

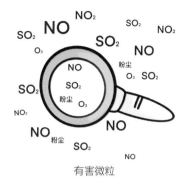

有害微粒

1. 吸烟　吸烟是慢阻肺最常见的危险因素,烟草烟雾中含有多种有害物质,这些有害物质作用于气道和肺,导致气道和肺的慢性炎症反应,造成气道黏液分泌增加、肺泡壁破坏、气道狭窄等改变。

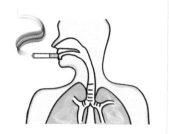

2. 空气污染　包括工作环境中的粉尘,某些化学物质;在通风条件差的住所燃烧生物燃料,用以烹饪、取暖;室外空气污染等。

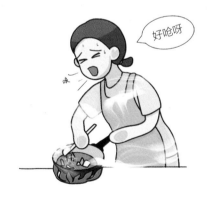

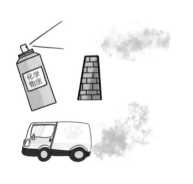

3. 个体因素 包括遗传因素、性别与年龄、孕期及儿童期肺生长发育不良，呼吸系统其他疾病，例如气道高反应性（常见于支气管哮喘）、慢性支气管炎、呼吸道感染等。

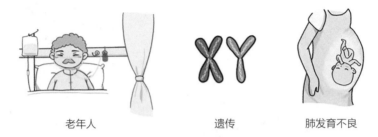

老年人　　　　　　　遗传　　　　　　　肺发育不良

四、怎么判断是否患有慢阻肺呢？

1. 年龄大于 40 岁且存在以下任一情况，可考虑诊断为慢阻肺。

（1）持续存在进行性加重的呼吸困难。

（2）慢性咳嗽。

（3）咳痰。

（4）危险因素暴露史。

（5）慢阻肺家族史和 / 或儿童时期低体重、呼吸道感染等。

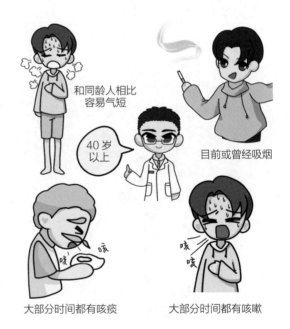

和同龄人相比容易气短

目前或曾经吸烟

40 岁以上

大部分时间都有咳痰　　　　　大部分时间都有咳嗽

2. 肺功能检查是确诊慢阻肺的必备条件，使用支气管扩张剂后第一秒用力呼气容积占用力肺活量百分比（FEV$_1$/FVC）<70% 者，可确定存在持续气流受限和气道阻塞。

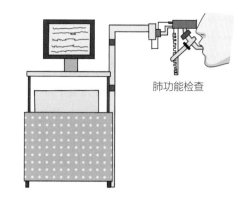

肺功能检查

五、得了慢阻肺该怎么办？

1. 戒烟及减少危险因素暴露 戒烟是预防和治疗慢阻肺的重要措施。患者在疾病的任何阶段开始戒烟，都有利于防止病情加重；如果戒烟存在困难，可以到戒烟门诊寻求专业医生的帮助。

戒烟门诊

有效通风

预防油烟

烟雾、尘埃、螨虫尸体、霉菌、病菌

PM2.5

PM2.5

PM2.5

PM2.5

戒烟

减少粉尘吸入

空气净化器

2. 个体化的治疗 包括急性加重期的治疗和稳定期的持续治疗，吸入支气管扩张剂和糖皮质激素是治疗慢阻肺的主要药物，治疗期间应由专业的医护人员评估吸入方法的正确性，并严格遵医嘱使用，不能随意减药及停药。

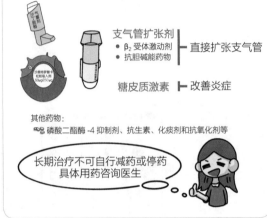

支气管扩张剂
• β₂ 受体激动剂 ── 直接扩张支气管
• 抗胆碱能药物

糖皮质激素 ── 改善炎症

其他药物：
磷酸二酯酶 -4 抑制剂、抗生素、化痰剂和抗氧化剂等

长期治疗不可自行减药或停药
具体用药咨询医生

3. 氧疗及肺康复训练

长期家庭氧疗

家庭无创通气

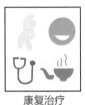

康复治疗

4. 接种疫苗

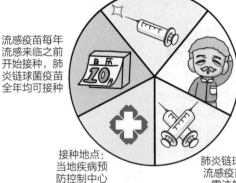

推荐慢性呼吸系统疾病患者优先接种流感疫苗和肺炎链球菌疫苗

推荐 60 岁以上人群优先接种流感疫苗和肺炎链球菌疫苗

流感疫苗每年流感来临之前开始接种，肺炎链球菌疫苗全年均可接种

接种地点：当地疾病预防控制中心及指定医院

肺炎链球菌疫苗可与流感疫苗联合接种，需注射不同部位

接种疫苗不仅可以有效预防呼吸道感染，同时也可以减少慢阻肺导致的严重并发症和死亡

六、氧气吸久了会不会上瘾?

氧气疗法(简称氧疗)是通过提高吸入气中的氧气浓度,以提高动脉血氧分压,纠正缺氧的治疗方式。对于慢阻肺患者,医生会根据其症状、体征及动脉血气分析结果给予氧疗的处方,并动态评估氧疗的效果,根据评估的结果决定是否需要继续氧疗,所以不存在成瘾的说法。患者应遵医嘱进行氧疗,不要随意调节吸入氧气的流量。

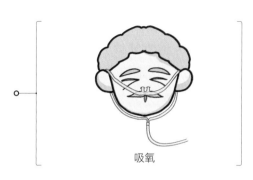

吸氧

七、得了慢阻肺,如何加强营养?

慢阻肺患者由于存在呼吸肌负荷较重和不同程度的缺氧,可能导致进食不足和能量消耗增加,易发生营养不良;营养不良又会进一步导致呼吸肌力量下降,形成恶性循环,最终导致患者生活质量降低、死亡率增加。

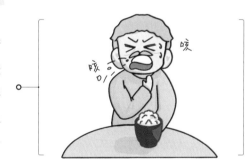

建议给予保证热量、高蛋白质的饮食,蛋白质摄入量建议为 1.5~2.0g/(kg·d),并适量补充维生素及微量元素。进食宜少量多餐,以软食为主,进食前适当休息,缺氧明显者进食时及餐后给予氧疗。

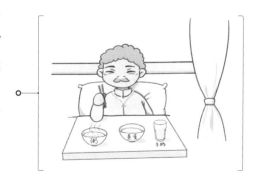

八、医生开的出院带药，用完了还需要再开吗？

慢阻肺患者应严格遵医嘱长期、规律使用药物，定时复诊，不能自行停药。从而控制症状，降低疾病加重的风险，改善生活质量。

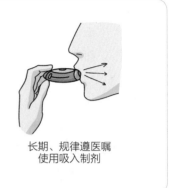

长期、规律遵医嘱
使用吸入制剂

九、出院以后，什么时候复诊？

患者出院后尽可能早期随访（1个月内），病情稳定后每3个月随访一次，每年进行肺功能检查；出现症状加重时，及时到医院就诊。

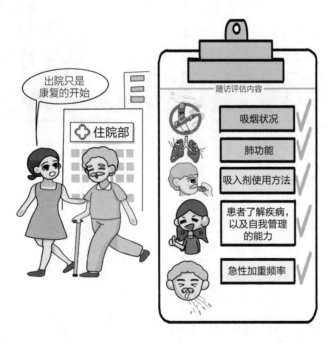

（朱晶　郑琪翔　唐红）

第二节 漫话支气管哮喘

一、什么是支气管哮喘？

支气管哮喘（bronchial asthma）简称哮喘，是由多种细胞及细胞组分参与的气道慢性炎症性疾病。

二、哮喘发作时会有哪些表现？

哮喘主要表现为发作性伴有哮鸣音的呼气性呼吸困难。

哮喘症状可在数分钟内发作，并持续数小时至数天，应用支气管扩张剂后缓解或自行缓解。某些患者在症状缓解数小时后可再次发作，在夜间及凌晨发作或加重是哮喘的常见特征。患者通常平卧困难，一般取半卧位，严重者被迫采取坐位，呈端坐呼吸。

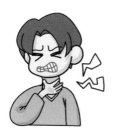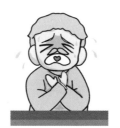

三、有哪些因素会诱发哮喘？

（一）遗传因素

哮喘是一种具有多基因遗传倾向的疾病，具有家族聚集发病现象。哮喘亲属患病率高于群体，亲缘关系越近，患病率越高。

（二）环境因素

1. 变应原性因素

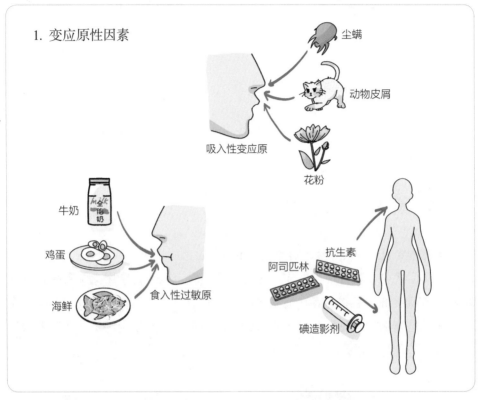

2. 非变应原性因素

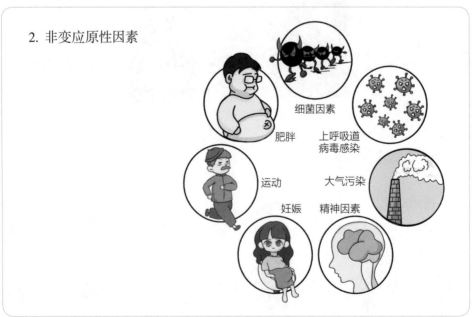

四、如何进行吸入治疗？

哮喘的病理特征是气道慢性非特异性炎症。糖皮质激素是目前控制气道炎症最有效的药物。吸入治疗的主要优势是药物直接到达肺部，起效快，副作用小。但要想达到好的治疗效果，掌握正确的吸入方法很关键。

1. 吸入装置种类

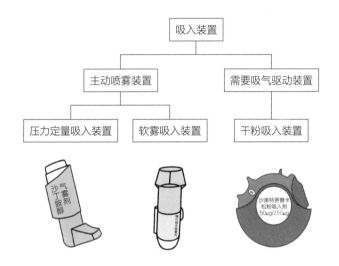

2. 装置使用方法

（1）主动喷雾装置的使用步骤，以沙丁胺醇气雾剂为例。

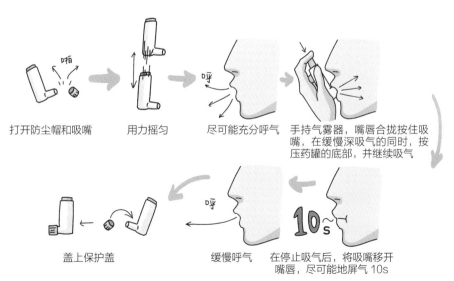

（2）需要吸气驱动装置的使用步骤，以准纳器为例。

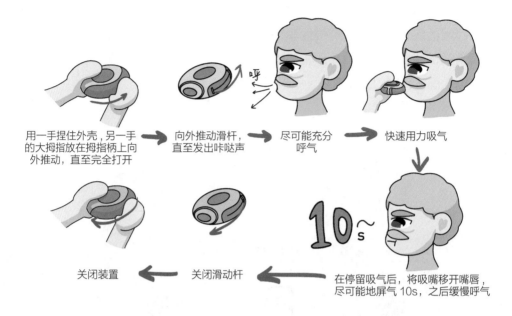

用一手捏住外壳，另一手
的大拇指放在拇指柄上向
外推动，直至完全打开　　　　向外推动滑杆，　　　　尽可能充分　　　　快速用力吸气
　　　　　　　　　　　　　直至发出咔哒声　　　　呼气

关闭装置　←　关闭滑动杆　←　在停留吸气后，将吸嘴移开嘴唇，
　　　　　　　　　　　　　尽可能地屏气 10s，之后缓慢呼气

3. 使用注意事项

（1）吸气方式
　1）干粉吸入装置：要求用力且深吸气。
　2）压力定量吸入装置和软雾吸入装置：
要求慢而深吸气。

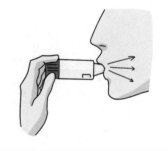

（2）手口协调能力
　1）压力定量吸入装置和软雾吸入装置
对手口协调能力要求高，需要在缓慢深吸气
的同时按压药罐底部。

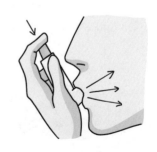

2）老年、儿童或手口协调能力差的患者可以采用压力定量吸入装置＋储雾罐配合使用。

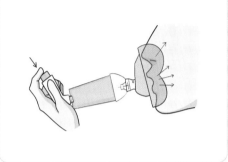

（3）每次吸入药以后都要漱口，保持口腔清洁。

抬头漱口

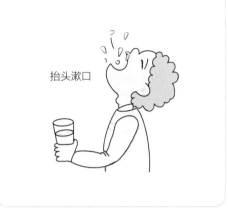

4. 用药时间　当哮喘症状得到缓解，并持续控制一段时间后，可在医生指导下减少药物用量或停药，切记不可自行减药或停药。

哮喘症状控制	哮喘症状控制水平		
	控制良好	部分控制	未控制
在过去 4 周，患者存在： 日间哮喘症状 >2 次 / 周　　是□　否□ 夜间因哮喘憋醒　　　　　　是□　否□ 使用缓解药次数 >2 次 / 周　是□　否□ 哮喘引起的活动受限　　　　是□　否□	无	存在 1~2 项	存在 3~4 项

五、如果哮喘突然发作，应该怎么办?

哮喘突然发作不要紧张，根据症状轻重及时处理。

1. 如果知晓过敏原，应立即远离存在过敏原的环境。

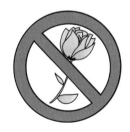

2. 立即使用随身携带的支气管舒张剂，如沙丁胺醇气雾剂，快速缓解症状。

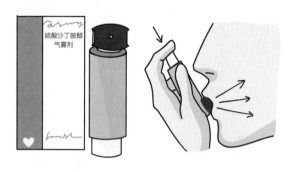

3. 掌握应急处置流程。

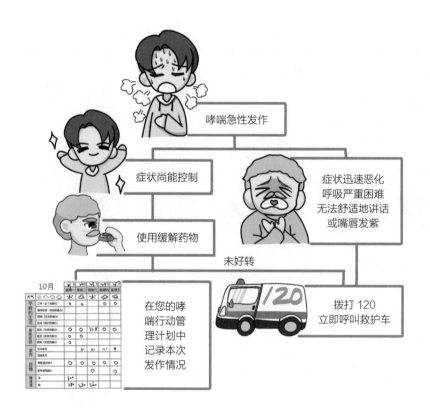

六、医生要求每天监测呼气流量峰值，这是什么指标?

1. 呼气流量峰值（peak expiratory flow，PEF）是用力呼气时的最大流量，是反映气道通畅性及呼吸肌力量的一个重要指标，也是哮喘患者疾病自我监测的指标，可以帮助患者尽早发现哮喘恶化的迹象，预防发作。患者在家里可使用简易峰流速仪进行监测。

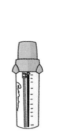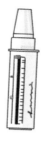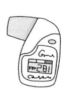

小儿　　　　成人　　　智能手持肺功能仪

2. 简易峰流速仪的使用方法

（1）将指针拨到标尺基底的位置。

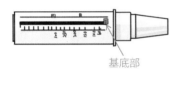

基底部

（2）起立，深呼吸。

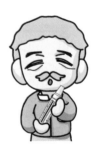

（3）将峰流速仪的口含器放入口中，口唇包紧口含器，用力快速呼气。注意用最大的力气和最快的速度呼气；不要让空气从口含器旁漏走；不要用舌头堵住口含器孔。

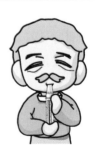

（4）记下指针所指的数值，并将指针拨到基底的位置。

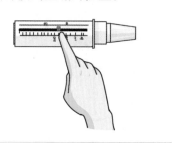

（5）连续3次重复以上动作，将3次测量中最大一次的数值记录下来。

3. 呼气流量峰值测量的注意事项

（1）建议每天测定两次呼气流量峰值，分别于早晨起床后及晚上睡觉前进行。每次测定3次，记录最大值；如果每天只能测1次，最好固定在早晨起床后，且固定在每次吸药前或吸药后，使测量结果具有可比性，测量值发生变化可被及时发现。

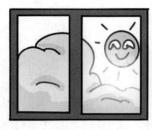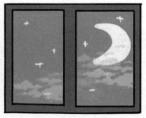

（2）吸入支气管扩张剂的患者，最好在用药前和用药10~15min后分别测量，记录两个测量结果。

（3）当患者哮喘控制2周以上，没有任何症状且患者自我感觉良好时，认真测量2周所吹得的最高呼气流量峰值就是患者的最佳值。如果每天测量值低于个人最佳值的80%或日间变异率>20%，请立即到就近医院就诊。

日间变异率的计算：

支气管扩张剂前后或早晚两次测定的差值

$$日间变异率 = \frac{PEF日间最高值 - PEF日间最低值}{\frac{1}{2}（PEF日间最高值 + PEF日间最低值）} \times 100\%$$

七、医生建议记录哮喘日记，需要怎么做？

10月		21日 星期一	22日 星期二	23日 星期三	24日 星期四	25日 星期五
天气 ☀️☁️🌧️⛈️		☀️	☁️	☀️	🌧️	🌧️
平时的生活	工作（去了的画O）	O	O		O	O
	精神状态（良好的画O）					
	睡眠（充足的画O）					
	运动（进行的画O）					
身体症状	发热（没有的画O）	O	O	37.8	O	O
	流涕（没有的画O）	O	O			
	咳嗽（没有的画O）	O				
发作	平时发作		小	小	小	中
	运动发作					
药物	预防使用画O	O	O	O	O	O
	发作使用画O			O		O
峰流速	早	300				
	晚	280	280	260		

　　将每一天的症状，有无发病情况、治疗情况、监测到的呼气流量峰值，以及气温、气压、饮食、运动和工作内容记录下来，有助于帮助患者深入了解自己的状况，并给医生提供在一段时间内患者病情变化的规律，为治疗方案的制定和调整提供依据。

八、哮喘可以治好吗？

　　哮喘目前还没有治愈的办法，但是通过规范的治疗和照护，患者在非急性发作期可以正常的学习、工作和生活。

九、居家自我照护，还需要注意什么？

1. 遵医嘱规范用药。

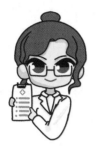

2. 定期门诊复查。

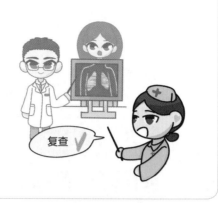

3. 保持居家环境清洁、舒适，注意开窗通风。室内清洁时尽可能减少空气中悬浮的灰尘、毛屑、螨虫和霉菌等。

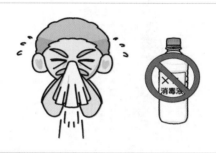

4. 避免使用气味强烈的洗涤剂和消毒液。

5. 不要让带毛的宠物进入卧室或上床。

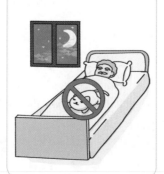

6. 饮食宜清淡、易消化，不宜进食刺激性的食物和饮料。

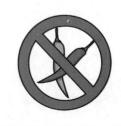

7. 规律运动，建议进行强度不大的游泳、慢跑、散步、瑜伽等，运动前做好充分的准备活动，避免高强度、持续时间久的运动，并随身携带药物。

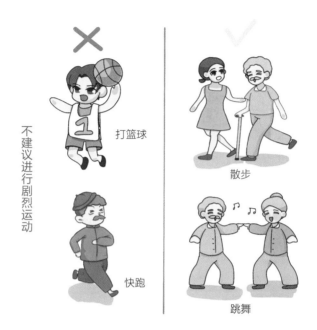

8. 坚持每日进行呼吸康复训练。

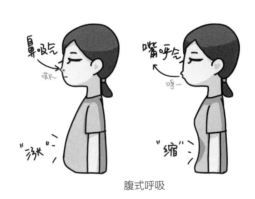

腹式呼吸

（冯梅 谢春 唐红）

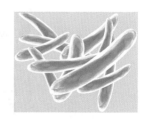

第三节 漫话肺结核

一、什么是肺结核?

肺结核(pulmonary tuberculosis,PTB)俗称"肺痨",是由结核分枝杆菌感染引起的一种慢性呼吸系统传染病。

二、结核病离我们有多远?

根据世界卫生组织(WHO)发布的《2020年全球结核病报告》,我国仍是全球30个结核病高负担国家之一,每年新发结核病约90万例,位居全球第3位。结核病患病人数仍然较多,我国西部地区结核病防治形势依然严峻。

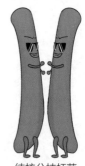

结核分枝杆菌

三、道路千万条,结核传播走哪条?

1. 飞沫传播 是结核病最主要的传播方式。患者在大声讲话、咳嗽和打喷嚏时,会释放出很多带有结核分枝杆菌的飞沫,健康人吸入后可能引发感染。

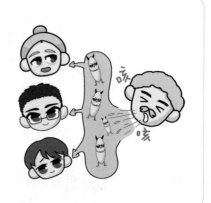

2. 消化道传播　和肺结核患者共用餐具、吃患者剩下的食物，通过饮食可感染结核分枝杆菌；替患者倾倒痰杯后，操作者不及时认真清洁双手，用污染的手拿食物吃，也可能受到感染。

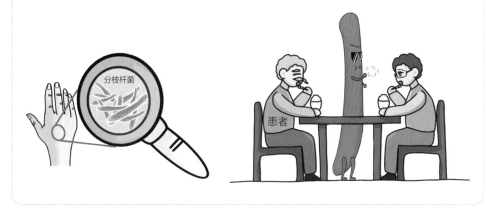

3. 垂直传播　患结核病的母亲在怀孕期间，其体内的结核分枝杆菌可通过脐带血液而进入胎儿体内，胎儿也可通过咽下或吸入含有结核分枝杆菌的羊水而感染。

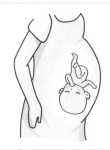

四、症状缓解了，是否可以停药或减量？

万万不可！自行停药或减量极易导致细菌耐药和治疗失败。什么情况下可以停用或减少抗结核药物，是由结核科或呼吸科的专科医生通过对患者的临床症状、治疗效果、治疗时间和各种检查结果进行综合判断后决定的。

五、服用抗结核药期间，有什么饮食禁忌和注意事项？

1. 摄入高热量、高蛋白、高维生素和多膳食纤维食品，如鱼、虾、蛋、奶，新鲜水果及蔬菜。每日总热量应在 2 000~3 000kcal。

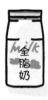
牛奶

新鲜鱼类

鸡蛋

瘦肉

新鲜绿叶蔬菜

2. 避免药物与牛奶同时服用，以免影响药物的吸收，牛奶应在服药 2 小时后再饮用。

3. 避免食用茄子及不新鲜的海鱼、无鳞鱼（如带鱼、秋刀鱼），服药期间容易引发过敏反应。

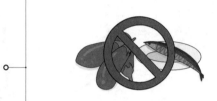

4. 戒烟、戒酒　烟酒会增加药物不良反应的发生，恶化病情。

5. 限制脂肪的摄入量　对肝功能和消化功能差的患者要适当限制摄入脂肪量，以减少胃肠及肝脏的负担。

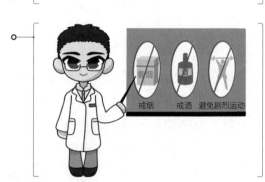

六、家人患有结核病，如何"安全"相处？

1. 患者最好独居一室，选择空气流通、阳光充足的房间，经常开窗通风。

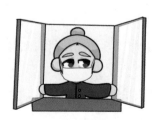

2. 正确佩戴口罩 在病情允许的情况下，佩戴一次性外科口罩，与患者密切接触的亲属需要佩戴 N95 口罩。

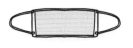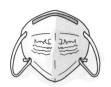

3."咳嗽礼仪"三部曲 患者咳嗽、打喷嚏的时候应将头偏向一侧，用手肘或纸巾遮盖口鼻，防止飞沫传播；使用后的纸巾应放入有害垃圾桶内；咳嗽、打喷嚏之后需要立即清洗双手，或者使用免洗消毒液进行消毒处理。

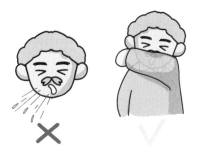

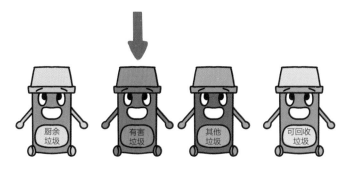

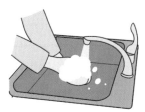

4. 不随地吐痰 将痰液吐在盛有 2 000mg/L 含氯消毒液的加盖痰杯内浸泡后再倒入厕所冲弃，或放于塑料袋中密封、焚烧处理（痰杯及消毒液每 24h 更换）。

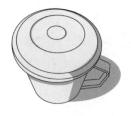

5. 物品清洁与消毒 患者的餐具等可煮沸消毒，时间为 10~15min；衣物、被褥等可用阳光或紫外线照射消毒 2~3h；不宜加热或照射消毒的物品可用含氯消毒液擦拭消毒，如 84 消毒液等。

沸煮餐具消毒

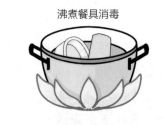

（薛秒　曹鑫宇　郑琪翔）

第四节　漫话重症肺炎

一、不就是个肺炎吗，怎么还"重症"了？

（一）肺炎与重症肺炎的关系

重症肺炎就是肺炎中比较严重的病例。

1. 肺炎　致病微生物侵入人的肺部后所造成的损害比较局限，并且机体免疫系统会展开正常的、目标明确的"保卫战"，所以通常只引起发热、咳嗽、咳痰、痰中带血、胸痛等呼吸道症状。

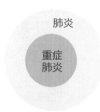

肺炎包含重症肺炎

2. 重症肺炎

（1）一方面由于致病微生物入侵肺组织，破坏肺的重要生理结构，导致呼吸功能严重受损。

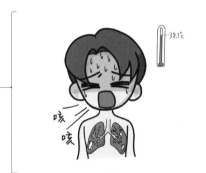

（2）另一方面，由于各种原因，人体的"保卫部队"免疫系统发生过度反应，让"战斗"迅速蔓延到肺部以外，自身的各个组织器官遭受"牵连"，发生全身多器官（脑、循环、肾等）功能障碍甚至衰竭。

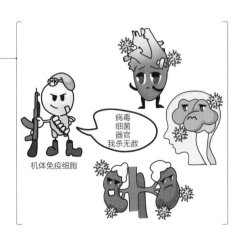

机体免疫细胞

病毒
细菌
器官
我杀无赦

25

（二）重症肺炎的判定标准

符合以下 1 项主要标准或≥3 项次要标准者可诊断为重症肺炎。

1. 主要标准

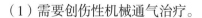

（1）需要创伤性机械通气治疗。

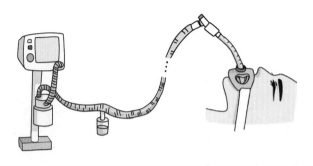

（2）脓毒症休克经积极液体复苏后仍需要血管活性药物治疗。

在脓毒症早期实施液体复苏治疗能够迅速恢复有效循环血容量、维持血液携氧功能、改善微循环及脏器灌注、减轻全身性炎症反应综合征、减少多器官功能障碍综合征。

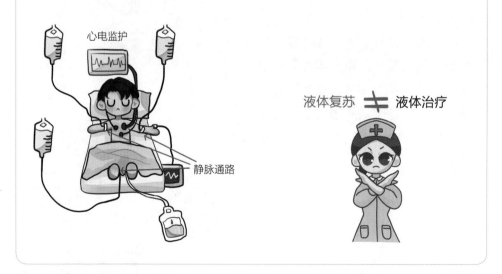

2. 次要标准

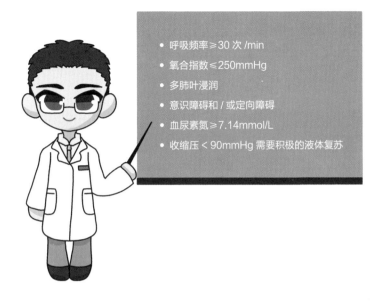

- 呼吸频率≥30 次 /min
- 氧合指数≤250mmHg
- 多肺叶浸润
- 意识障碍和 / 或定向障碍
- 血尿素氮≥7.14mmol/L
- 收缩压＜90mmHg 需要积极的液体复苏

二、肺炎容易找上哪些人？

（一）易患人群

不管你是以下哪类人群，但是都有一个共同特点：机体抵抗力（免疫力）下降！因此，增强机体抵抗力，远离重症肺炎。

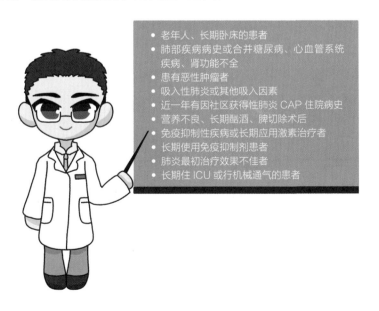

- 老年人、长期卧床的患者
- 肺部疾病病史或合并糖尿病、心血管系统疾病、肾功能不全
- 患有恶性肿瘤者
- 吸入性肺炎或其他吸入因素
- 近一年有因社区获得性肺炎 CAP 住院病史
- 营养不良、长期酗酒、脾切除术后
- 免疫抑制性疾病或长期应用激素治疗者
- 长期使用免疫抑制剂患者
- 肺炎最初治疗效果不佳者
- 长期住 ICU 或行机械通气的患者

（二）危险因素

1. 常见因素　大部分肺炎是由致病微生物所引起。常见导致肺炎的病原微生物包括细菌、真菌、病毒及支原体等。

2. 其他因素　少部分肺炎是由理化、药物、过敏等因素引起。

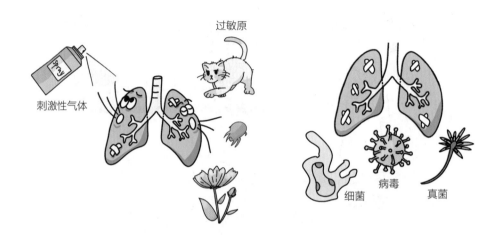

（三）感染途径

正常的呼吸道免疫防御机制，使气管隆突以下的呼吸道保持无菌。病原微生物必须通过人体防御机制的缺陷进入，最终是否发生肺炎由两个因素决定：机体本身和病原体。病原体的具体入侵途径有：

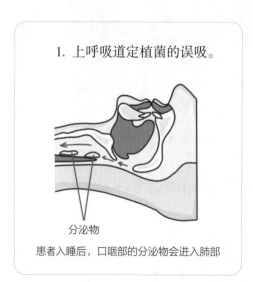

1. 上呼吸道定植菌的误吸。

分泌物

患者入睡后，口咽部的分泌物会进入肺部

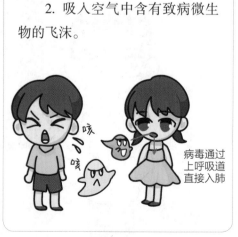

2. 吸入空气中含有致病微生物的飞沫。

病毒通过上呼吸道直接入肺

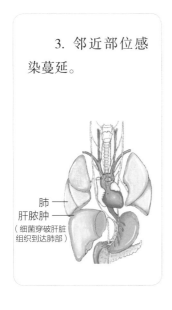

3. 邻近部位感染蔓延。

肺

肝脓肿
（细菌穿破肝脏组织到达肺部）

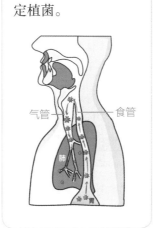

4. 误吸胃肠道的定植菌。

气管　　食管

肺

胃

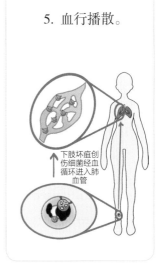

5. 血行播散。

下肢坏疽创伤细菌经血循环进入肺血管

三、都重症了，抗生素是不是越贵越好？

治疗重症肺炎时，应综合患者病情、病原种类、药物特点等制订合理的抗感染治疗方案。方案遵循"安全、有效、经济"的基本原则，尽可能降低药物的不良反应的发生率，并尽可能减少或避免发生耐药性。所以，抗生素并非越贵越好，适合的才是最好的。

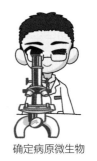

确定病原微生物

重症肺炎患者由于机体免疫功能受损，可同时合并细菌、真菌、病毒等多种感染，在抗微生物药物使用上也会根据不同药物的抗菌谱采用联合用药。

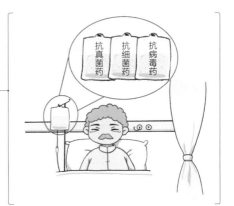

抗真菌药　抗细菌药　抗病毒药

四、戴上呼吸机，以后还能自由呼吸吗？

当普通氧疗无法维持重症肺炎患者的氧合指数时，需尽早根据血气分析结果选择合适的机械通气。

当肺部炎症得到控制，呼吸功能得到改善，即会考虑逐步撤除机械通气，采用鼻塞、面罩吸氧或完全不依靠氧疗呼吸。因此，戴上呼吸机并不影响以后的呼吸，它只是暂时替代肺的功能，让肺得到充分的休息、利于恢复。

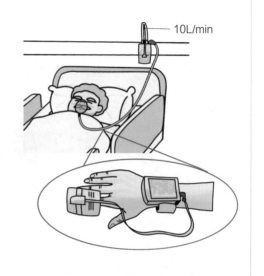

五、肺炎那么厉害，如何做到避而不见？

1. 避免诱因　避免主动及被动吸烟，避免接触粉尘、刺激性液体、气体等，避免接触过敏原，增强自我防护意识。

2. 增强机体免疫力　根据个人喜好，选择适当的锻炼方式，如散步、慢跑、八段锦、太极拳等，重在坚持锻炼。

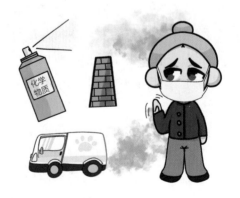

3. 接种疫苗 因流行性感冒疫苗接种后产生抗体需要 1~2 周时间，建议每年在流行性感冒高发季节来临前半月至 1 个月（9~10 月份）时接种流行性感冒疫苗，同时建议每 5 年接种一次肺炎疫苗。

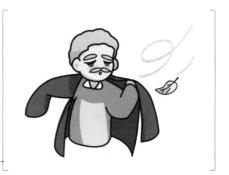

4. 避免上呼吸道感染 气温突变时注意增减衣物，流行性感冒高发期间，不要到人多、密闭的场所，外出佩戴口罩，注意手卫生。

5. 保持口腔健康 及时治疗口腔疾病，避免口腔定植菌误吸。

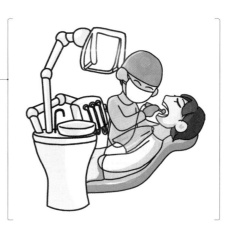

（万群芳 赖倩 洪婷玉）

第五节 漫话肺栓塞

一、什么是肺栓塞？

肺栓塞（pulmonary embolism，PE）是静脉血栓或其他性质的栓子，顺静脉血液回流堵塞肺动脉引起的临床综合征。各种栓子聚集阻塞肺动脉血管的交通要道，影响正常血供。

栓子主要类型包括血栓栓子、脂肪栓子、羊水栓子和空气栓子等。以血栓栓子最为常见，所以我们通常所称的肺栓塞是指肺血栓栓塞症（pulmonary thromboembolism，PTE）。

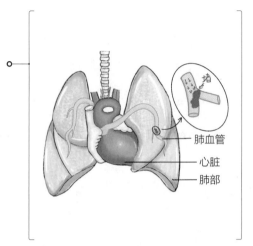

堵

肺血管
心脏
肺部

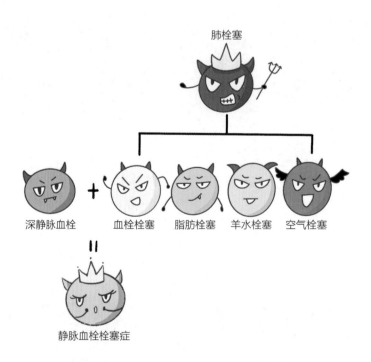

肺栓塞

深静脉血栓 ＋ 血栓栓塞 脂肪栓塞 羊水栓塞 空气栓塞

＝

静脉血栓栓塞症

二、肺栓塞和深静脉血栓傻傻分不清楚？

深静脉血栓（deep venous thrombosis，DVT）和肺血栓栓塞症统称为静脉血栓栓塞症（venous thromboembolism，VTE），DVT 和 PTE 是一种疾病过程在不同部位、不同阶段的表现。深静脉血栓形成后，由于各种原因脱离静脉壁，随血流进入肺动脉及其分支即为肺血栓栓塞。

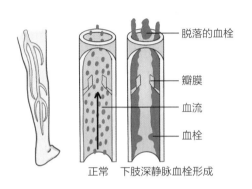

脱落的血栓
瓣膜
血流
血栓

正常　下肢深静脉血栓形成

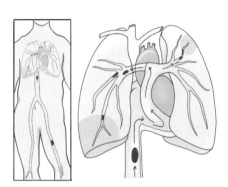

三、静脉血栓喜欢找上哪些人群呢？

（一）获得性因素

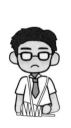

高危因素：骨折、髋关节或膝关节置换术、大型普外科手术、大的创伤、脊髓损伤。

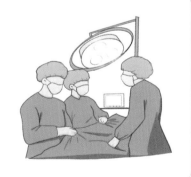

中危因素：关节镜手术，安置中心静脉导管、化疗、慢性心力衰竭或呼吸衰竭、口服避孕药、雌激素替代治疗、恶性肿瘤、妊娠/产后、既往 VTE 病史。

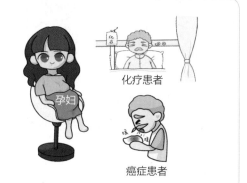

化疗患者

癌症患者

低危因素：卧床大于 3d、长时间静坐不动、年龄 >40 岁、肥胖、静脉曲张等。

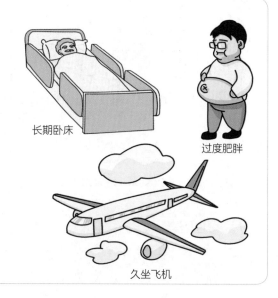

长期卧床

过度肥胖

久坐飞机

（二）遗传性因素

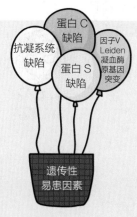

蛋白 C 缺陷

抗凝系统缺陷

蛋白 S 缺陷

因子 V Leiden 凝血酶原基因突变

遗传性易患因素

四、如何判断自己是否得了肺栓塞?

肺栓塞的临床表现有呼吸困难、胸痛、咳嗽、咯血、发热及晕厥等。

并可能出现以下体征:颈静脉怒张、肝大、肝颈返流征阳性、下肢水肿(多为不对称)且腿部疼痛或肿胀,通常在小腿,出现皮肤湿冷或变色(发绀)。

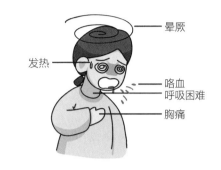

五、得了这个病严重吗?

深静脉血栓一旦脱落,可威胁患者的生命。在一些欧盟国家,症状性静脉血栓栓塞症每年发生例数大于 100 万,34% 患者表现为突发的致死性肺栓塞,59% 患者直到死亡仍未确诊,只有 7% 患者在死亡之前明确诊断。因此,静脉血栓栓塞症的危害不容小觑。

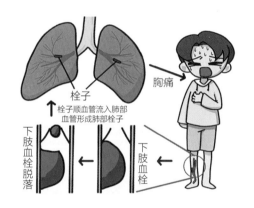

六、得了肺栓塞,应该怎么办?

肺栓塞表现多种多样,均缺乏特异性,可从无症状到咯血,乃至发生猝死。需要有经验的临床医生甄别。若出现上述症状,又没其他明确病因,应及时就医,接受规范的治疗。

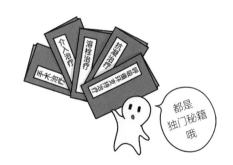

七、口服华法林，应该注意什么？

对于先天缺乏某些抗凝因子的易栓症患者，可能需要终身口服抗凝药物。使用抗凝药物（如华法林）的患者需注意以下事项：

（一）用药管理

若使用下述药物，请告诉你的接诊医生。

抗凝治疗的用药管理		
按时按量服药，每天一次，在相同时间（午餐）		
	增强华法林作用	减弱华法林作用
常用西药	阿司匹林	维生素 K
	布洛芬	雌激素
	对乙酰氨基酚	倒泻药
	奥美拉唑	卡马西平
	某些抗生素	口服避孕药
中成药	红花、丹参、当归	三七、甘草
一些保健品中所含成分比较复杂，某些成分可能会导致华法林的作用增强或减弱		

（二）饮食管理

以上食物中维生素 K 含量由低到高，如果食用过量会增加维生素 K 的摄入，降低华法林的抗凝作用，降低 INR，在服用华法林期间，进食应该保持一贯性，如果通常每天要进食这些食物中的一种或多种可继续进食，如果通常不进食这些食物也请保持！

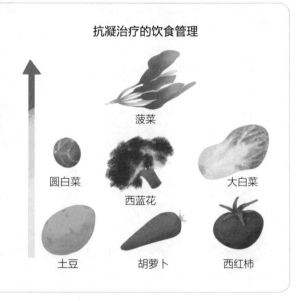

抗凝治疗的饮食管理

菠菜

圆白菜　西蓝花　大白菜

土豆　胡萝卜　西红柿

（三）运动管理

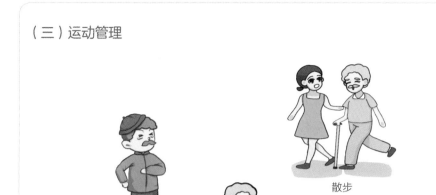

慢跑

太极拳

散步

（四）特殊情况管理

出现以下特殊情况，请告知您的接诊医生。

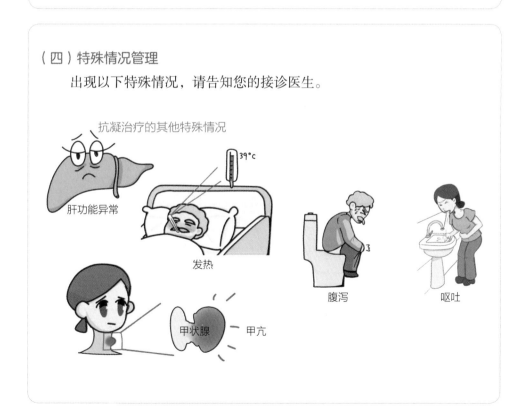

抗凝治疗的其他特殊情况

肝功能异常

39℃

发热

腹泻

呕吐

甲状腺　甲亢

（五）规律监测 INR 值，保持在安全范围

　　国际标准化比值（international normalization ratio，INR），是常规凝血功能检测中的一项，正常参考值是 0.8~1.5。世界卫生组织建议应用口服抗凝剂时，应监测 INR，并将 INR 控制在目标抗凝强度（2.0~3.0 之间）。当 INR 大于 3.0 时，需要适当降低抗凝药物剂量。当 INR 小于 2.0 时，需要适当增加药物剂量，实现血液轻度抗凝的状态，预防血栓的再生。

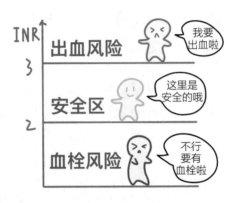

INR 监测频率建议	
临床情况	INR 监测频率
在 INR 达到治疗范围的 2 天内	1 次 /d
之后的 2 周内	1 次 /2d
如果 INR 值持续稳定	1 次 /2 周或 1 次 /4 周
需要调整剂量时	重新密切监测 INR
长期接受华法林治疗的患者由于饮食变化，合并用药，治疗依从性差，华法林效应可呈现意外波动	根据实际情况决定监测频率

八、如何预防肺栓塞？

1. 避免久坐、久站或久卧，适度运动，长时间使用电脑、看电视或玩手机后，起身运动一下，活动下肢，在家里也可以走走。

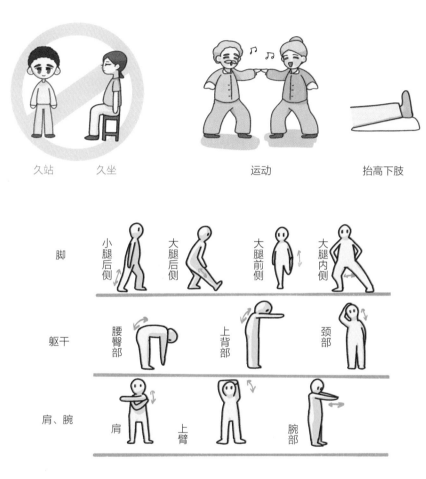

久站 久坐 运动 抬高下肢

脚 小腿后侧 大腿后侧 大腿前侧 大腿内侧

躯干 腰臀部 上背部 颈部

肩、腕 肩 上臂 腕部

2. 多喝水可以有效降低血液黏滞度，缓解血稠，因此喝足够的水是可以预防血栓的。

温馨提示　成年人每天的正常饮水量约 2L，但有心血管或肾脏基础疾病、高龄的人不要过量饮水，同时需密切监测尿量，否则可能会增加心肾负担，诱发其他疾病。
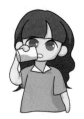

3. 改善生活习惯　吸烟会引发血管内皮的损害，增加血栓形成风险，故请戒烟；控制体重，减少胆固醇摄入，多吃蔬菜水果。

温馨提示：

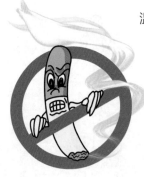
请不要在此屋吸烟　为了您和我的健康

膳食多样化

4. 对于高危人群，如大手术后患者，应尽早下床活动，若无法下床的可用梯度弹力袜，作伸屈脚踝运动，锻炼小腿肌肉或肢体按摩等措施。对于长期口服避孕药的女性，应注意服药时间不宜超过 5 年，也可采用间歇服药法，40 岁以上则不宜采用药物避孕。

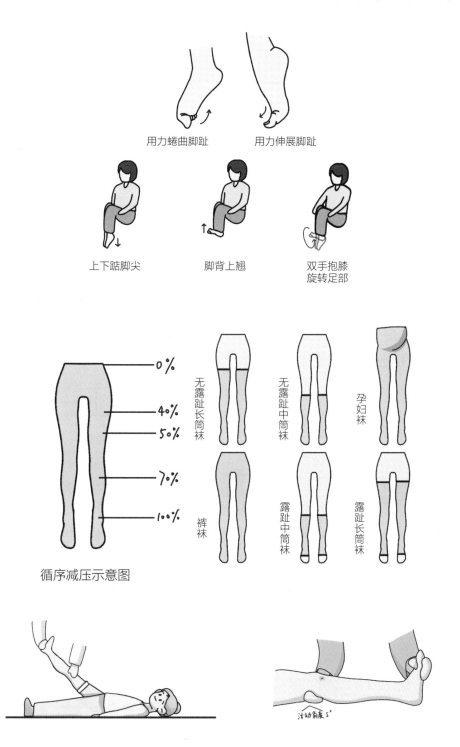

用力蜷曲脚趾　　用力伸展脚趾

上下踮脚尖　　脚背上翘　　双手抱膝旋转足部

0%
40%
50%
70%
100%

无露趾长筒袜
无露趾中筒袜
孕妇袜
裤袜
露趾中筒袜
露趾长筒袜

循序减压示意图

活动角度5'

九、出院后的肺栓塞患者，居家该注意什么？

1. 活动　在医生的指导下安排活动，溶栓后患者短期内应卧床休息，以免栓子脱落造成再栓塞。病情允许后要尽早下床活动，促进下肢静脉回流。

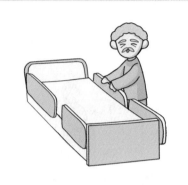

2. 皮肤护理　急性期患者溶栓后卧床时间较长，注意皮肤保护，避免因长期卧床导致皮肤受损。

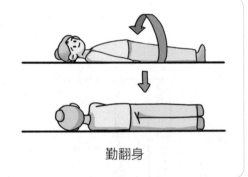

勤翻身

3. 不要随意按摩热敷　因为患者若存在下肢深静脉血栓，溶栓后血栓松动易脱落。

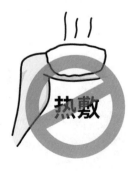

热敷

4. 预防便秘，避免用力大便时腹压升高，造成血栓脱落。

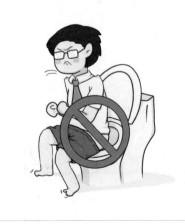

5. 饮食　多食清淡、易消化、富含维生素的食物，少食刺激性食物。

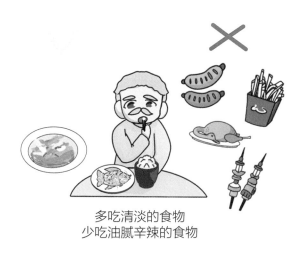

多吃清淡的食物
少吃油腻辛辣的食物

6. 自我病情监测　遵医嘱用药，定期复诊；服用抗凝药自我观察有无出血倾向，定期复查抗凝指标；病情变化及时就诊。

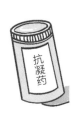

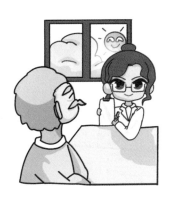

（王莉莉　刘宇晴　洪婷玉）

43

第六节 漫话肺部结节病

一、肺部结节就是癌症?

肺结节病是一种原因不明的肉芽肿性疾病，边界清楚、影像学不透明、直径 ≤ 3cm、周围完全被含气肺组织包绕的单发或多发的肺部病灶。统计显示，肺癌筛查实验中肺结节检出率为 2%~53%，但仅 0.2%~18% 被诊断为恶性，所以肺部结节并不一定是肺癌。

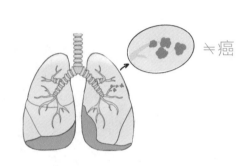

二、需要做哪些检查才能明确肺结节性质?

细胞学和组织病理学是明确肺结节性质的诊断"金标准"。部分无创检查方法有助于早期诊断，可用于指导治疗和随访。主要检查包括胸部 X 线检查、支气管镜检查、活体组织检查、胸部 CT 及三维重建成像、PET 检查、肿瘤标志物检查、痰液细胞学检查等，医生会根据患者实际情况，采取相应检查。

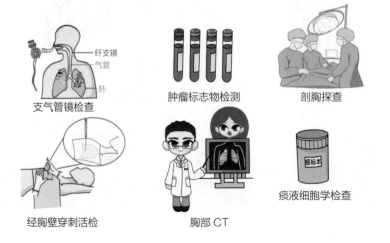

支气管镜检查

肿瘤标志物检测

剖胸探查

经胸壁穿刺活检

胸部 CT

痰液细胞学检查

三、肺部结节会有哪些症状?

部分患者早期可无明显症状,在体检时发现。部分患者可有咳嗽症状,常无痰或为少痰的刺激性干咳。

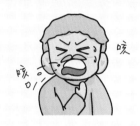

四、肺癌的危险因素有哪些?

主要包括吸烟(包括主动吸烟及被动吸烟)、职业暴露(长期接触铀、镭等放射性物质或石棉、氡、砷及其化合物等物质)、肺癌家族史及既往肿瘤史、其他危险因素包括肺结核、慢性阻塞性肺疾病和尘肺等慢性肺部疾病。

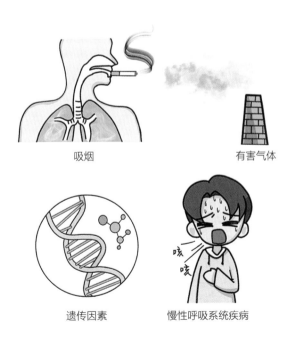

吸烟　　　　　　　　有害气体

遗传因素　　　　慢性呼吸系统疾病

五、医生让随访，需要每个月都去照一次 CT 吗？

关于随访，主要分为两种情况（表1、表2）。

表1　没有肺癌危险因素的患者

结节大小	随访频率
小于 4mm	不必随访或选择性随访
4~6mm	12 个月时重新评估，如稳定，年度随访
6~8mm	6~12 个月、18~24 个月时随访，如稳定，年度随访

表2　有一个以上肺癌危险因素的患者

结节大小	随访频率
小于 4mm	12 个月时重新评估，如稳定，年度随访
4~6mm	6~12 个月、18~24 个月随访，如稳定，年度随访
6~8mm	3~6 个月、9~12 个月、24 个月随访，如稳定，年度随访

六、肺部结节要手术切除，手术前应该做什么准备呢？

戒烟，心肺功能锻炼，预防感冒，女性患者避开月经期进行手术，调整好心态。

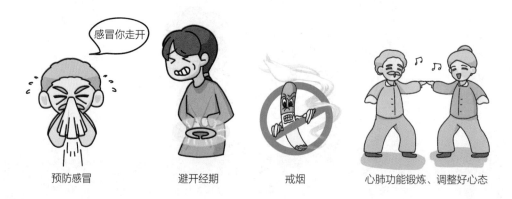

| 预防感冒 | 避开经期 | 戒烟 | 心肺功能锻炼、调整好心态 |

七、手术过后哪些运动必不可少?

1. 出院前锻炼

（1）下肢的屈伸：手术返回病房后即可进行此项锻炼，预防下肢血栓形成。

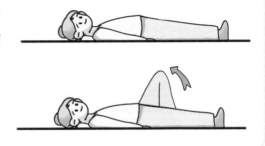

（2）缩唇呼吸：吸气时感觉胸部扩张，用鼻吸气后屏气，然后用嘴慢慢呼气，呼气时嘴唇缩成吹笛状，吸气与呼气时间比为1：2~1：3。

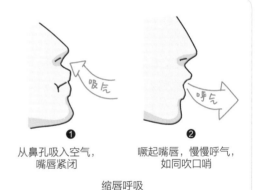

从鼻孔吸入空气，嘴唇紧闭 ❶ ❷ 噘起嘴唇，慢慢呼气，如同吹口哨

缩唇呼吸

（3）腹式呼吸：吸气时使腹部鼓起，胸部不动，屏气1~2s用嘴慢呼气，呼气时腹部内陷，尽力将气呼出。

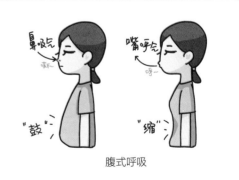

腹式呼吸

（4）咳嗽排痰：一般回病房清醒后即可咳嗽，越早越好。

深吸气　　　屏气　　　咳嗽

（5）肩关节功能锻炼：卧床期间，应主动或由陪护协助行肩关节向前、向后旋转锻炼，上举术侧手臂。可下床活动后，行手臂爬墙锻炼，方法是：站立于墙旁一臂距离，手指沿墙上爬，保持手臂伸直，双脚可向墙面方向靠近，继续上爬，使手臂高过头，身体靠墙后，手指按相反方向缓慢下爬，身体回至原位。

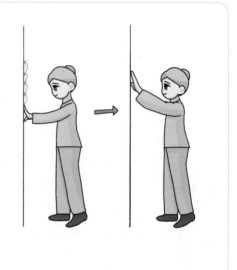

2. 日常居家锻炼

（1）有氧训练：慢跑、散步、游泳、瑜伽、太极拳等都是比较推荐的运动类型。

温馨提示　每次可以运动 30~60min，一周 3~5 次，运动时最好有人陪伴和监护。

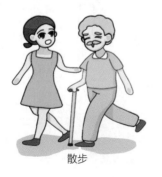
散步

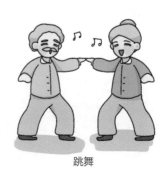
跳舞

（2）力量训练：参考第四章。

（3）柔韧性训练：全身大肌群的拉伸，包括颈部、肩部、胸廓、上肢和下肢肌肉的拉伸。

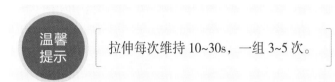

温馨提示　拉伸每次维持 10~30s，一组 3~5 次。

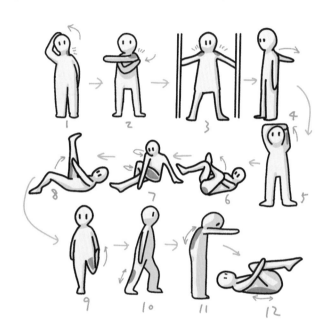

（4）呼吸训练：详见出院前呼吸训练方式。

八、手术治疗过后不能吃芹菜等"发物"吗？

当然可以吃。所谓"发物"，只是针对部分人存在的一些过敏反应或胃肠道不适。手术 4~6h 可进食流质食物，术后第一天即可恢复正常饮食（表3）。

表3	手术治疗后合理饮食方案
1	食物多样，谷类为主
2	多吃蔬果、奶类、大豆制品
3	适量吃鱼、禽、蛋、瘦肉
4	少盐少油，戒烟戒酒

九、手术过后还需要化疗吗？

手术后，需要根据术后活体组织活检结果、淋巴结是否有转移决定是否需要化疗。若需要化疗，术后2个月内就诊都不会造成病情延误，请咨询专业医生获取专业建议。

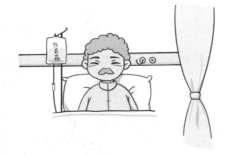

（刘宇晴　谢春　朱晶）

第七节 漫话气胸

一、打了个篮球，怎么肺就"爆"了?

人体的胸膜腔是位于肺和胸壁之间，由脏层胸膜和壁层胸膜构成的一个不含气体仅有少量浆液的密闭的潜在性腔隙。正常情况下，吸入体内的气体仅存在于肺内，任何原因导致气体进入胸膜腔，引起胸膜腔积气状态，被称为气胸，俗称"爆肺"。

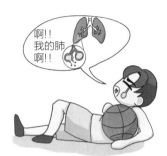

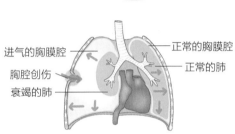

进气的胸膜腔 　正常的胸膜腔
胸腔创伤 　正常的肺
衰竭的肺

气胸的形成

二、哪些症状需重视?

1. 突发单侧胸痛，呈针刺样或刀割样。

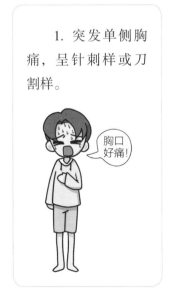

2. 呼吸困难明显，甚至出现口唇发绀。

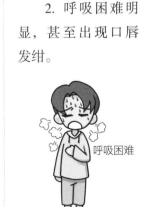

3. 刺激性干咳

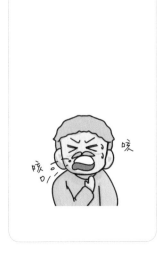

51

4. 大量气胸时，可出现心率加快，血压降低，甚至休克。

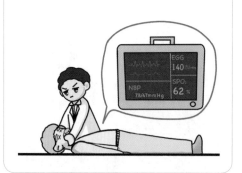

5. 张力性气胸可迅速出现严重的呼吸循环障碍，患者精神高度紧张、胸闷、烦躁不安、冷汗、心律失常，甚至出现意识不清、呼吸衰竭。

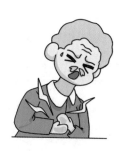

三、气胸种类那么多，如何去辨别？

（一）根据发病原因分类

分为自发性气胸和创伤性气胸两种，前者又分为原发性和继发性。

1. 原发性自发性气胸　是指没有明显肺部病变者所发生的气胸。好发于瘦高身材，头围小，肩宽，肌肉及脂肪不发达，四肢细长的男性青年。

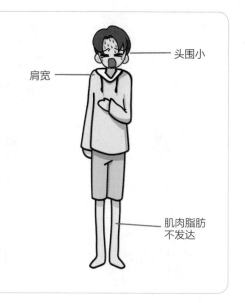

2. 继发性自发性气胸　多见于已经有基础肺部疾病的患者，如慢阻肺患者，由于疾病原因导致正常肺泡融合形成肺大泡，肺内压突然增高时，肺大泡破裂形成气胸。

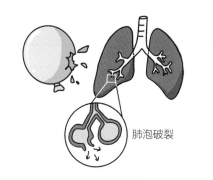

肺泡破裂

3. 创伤性气胸　多由于肺被肋骨骨折断端刺破，也可因暴力作用引起支气管或肺组织挫裂伤，或气道内压力急剧升高引起支气管或肺破裂。

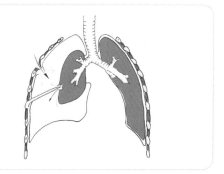

（二）根据胸膜破裂情况及其后对胸腔压力的影响分类

1. 闭合性（单纯性）气胸　气体不再进入胸膜腔。

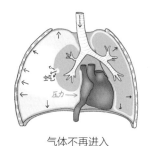

气体不再进入

2. 交通性（开放性）气胸　吸气与呼气时气体可进出胸膜腔。

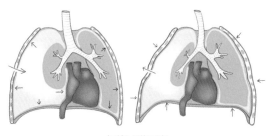

气体可进可出

53

3. 张力性（高压性）气胸　气体只可进入胸膜腔，但不能出胸膜腔。

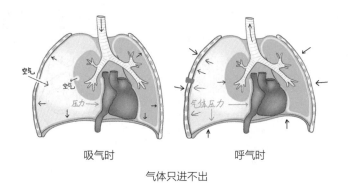

吸气时　　　　　　　　　呼气时

气体只进不出

四、肺"爆"了怎么办?

1. 保守治疗　适用于稳定型小量气胸，无明显症状的闭合性气胸。

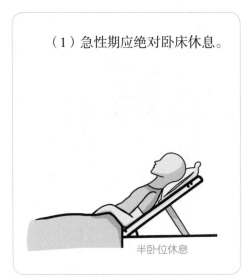

（1）急性期应绝对卧床休息。

半卧位休息

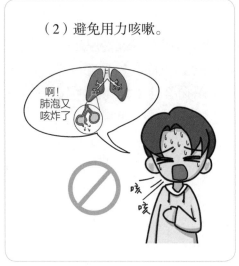

（2）避免用力咳嗽。

啊！肺泡又咳炸了

咳咳

（3）保持大便通畅，避免用力解便。

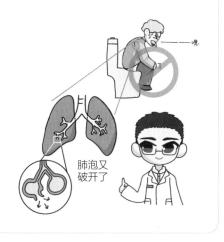

肺泡又破开了

（4）适宜的氧疗，促进胸膜腔内气体的吸收。

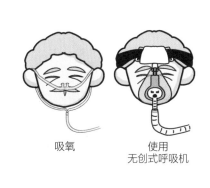

吸氧　　　　　　使用
　　　　　　无创式呼吸机

2. 胸腔穿刺抽气　适用于小量气胸、呼吸困难症状较轻、心肺功能尚可的闭合性气胸患者。

3. 胸腔闭式引流　适用于不稳定型气胸，呼吸困难明显、肺压缩程度较重，交通性或张力性气胸，反复发作的气胸患者。

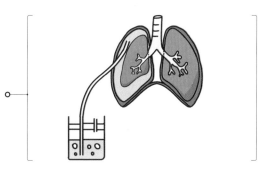

4. 张力性气胸病情危急，紧急情况下需立即进行胸腔穿刺排气。为预防气胸复发，可行胸膜粘连固定术。经内科治疗无效者可行手术治疗。

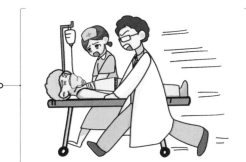

五、胸腔穿刺抽气，怎么配合才更好?

1. 术前配合医生采取适宜体位。

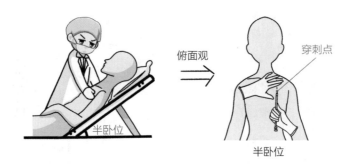

2. 术中避免咳嗽、打喷嚏、深呼吸及转动身体。

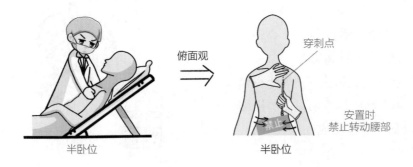

3. 术后半卧位休息，练习深呼吸。

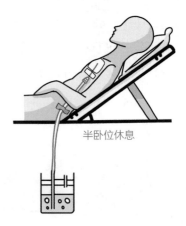

六、胸腔引流很重要，管道护理怎么做？

1. 妥善固定引流管，引流瓶
液平面低于引流管胸腔出口平面至
少60cm，保持引流通畅。

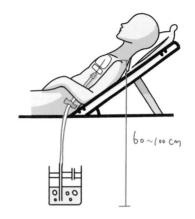

2. 脱管紧急处理

（1）若引流管自胸壁伤口
脱出，立即用手捏紧引流口周围
皮肤。

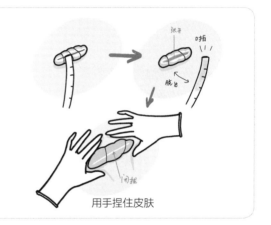

用手捏住皮肤

（2）若引流管从接口处分
离，应立即反折胸腔段引流管，
并及时通知医生进行处理。

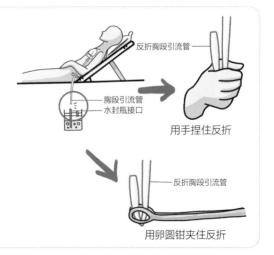

用手捏住反折

用卵圆钳夹住反折

3. 呼吸功能锻炼　循序渐进地进行深呼吸练习，或借助呼吸训练器进行练习，促进肺复张。

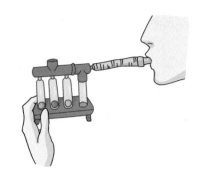

七、如何保护你的肺，不让它再"爆"？

自发性气胸易复发，患者如出现胸闷、胸痛、呼吸困难等症状，应及时就医。

1. 避免诱因，预防发作日常生活中避免剧烈运动、吸烟、用力排便、举重物。

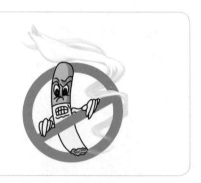

2. 注意休息，劳逸结合保持心情愉悦、充足睡眠和休息，气胸痊愈后 1 个月内不要进行跑步等剧烈运动。

养成良好的睡眠习惯

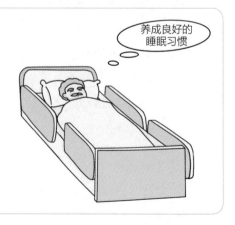

3. 积极控制原发病　对有基础疾病的患者，如慢阻肺患者，要认识到控制原发病对预防气胸的重要性。

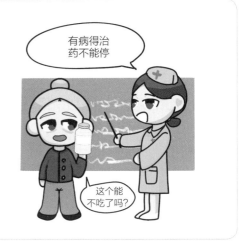

（肖芹　郑琪翔　冯梅）

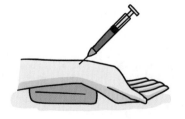

第八节 漫话呼吸衰竭

一、只感觉喘不上气怎么就呼吸衰竭了呢？

呼吸衰竭是各种原因引起的肺通气（气体进出肺）和/或换气功能严重障碍，以致静息状态下不能进行足够的气体交换，导致缺氧伴（或不伴）二氧化碳潴留，从而引起一系列生理功能和代谢紊乱的临床综合征，其中呼吸困难为最常见的症状。

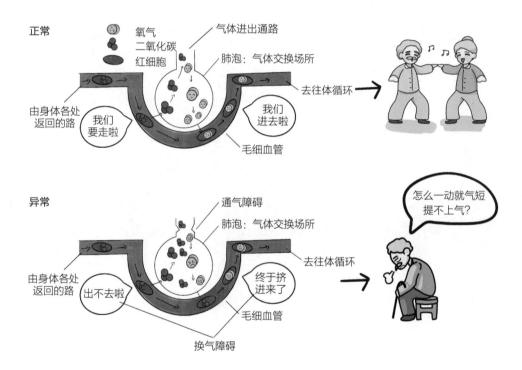

二、呼吸衰竭如何诊断？

1. 动脉血气分析　采集动脉血并送检，所得到的动脉血气分析结果，可明确呼吸衰竭类型及严重程度。

年　月　日时

血气分析报告单

门诊号

住院号

姓名

性别 ――― 年龄

科别 ――― 床号

临床诊断

检查物　动脉血 ☐

　　　　静脉血 ☐

Hb

FiO₂

T

结果		正常参考值
pH		7.35~7.45
PCO₂ / kPa		4.66~5.98
PO₂ / kPa		10.6~13.3
HCO₃⁻ / mmol/L		22~26
TCO₂ / mmol/L		23~31
BE / mmol/L		-3~+3
SBC / mmol/L		22~26
BBecf / mmol/L		-3~+3
SatO₂ / %		90~100
AaDO₂ / kPa		1.33~0.67

送检医师 ―――　报告日期 ―――　检验者 ―――

（1）为啥动脉采血这么痛？

动脉血管位置比较深，定位不如静脉明确，穿刺后血管挛缩并刺激神经，因此患者痛感比抽取静脉血强烈。

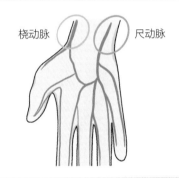

桡动脉　　尺动脉

（2）采血后怎么按压才不会"鼓包"？

由于动脉血管内压力高于静脉，因此采血后应按压穿刺点时间更长，一般按压 5~10min，凝血功能障碍者还需延长按压时间。

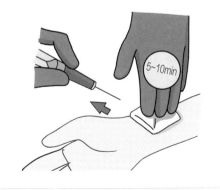

5~10min

2. **影像学检查** 胸部 X 线片和肺部 CT，可直观显示肺部病变情况。

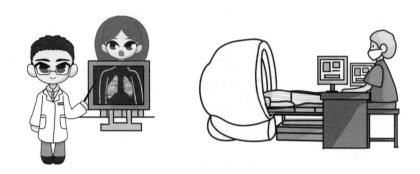

3. **肺功能检查** 判断气体是否能正常进出肺和 / 或肺泡与血液之间进行气体交换的功能障碍，并对其严重程度进行判断。

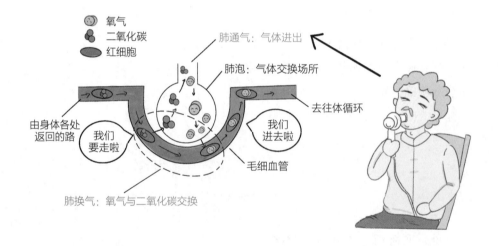

4. **纤维支气管镜检查** 对明确气道疾病和获取病理学证据具有重要意义。

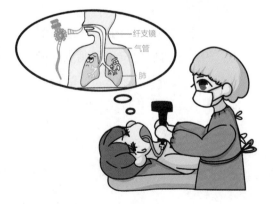

三、为啥都是呼吸衰竭，表现却不一样?

1. 按动脉血气分析结果分类　Ⅰ型呼吸衰竭，仅有缺氧表现（氧分压 <60mmHg）；Ⅱ型呼吸衰竭，既有缺氧并存在二氧化碳潴留（氧分压 <60mmHg，同时伴有二氧化碳分压 >50mmHg）。

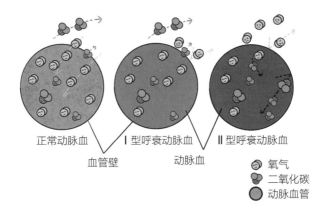

| 正常动脉血 | Ⅰ型呼衰动脉血 | Ⅱ型呼衰动脉血 |

血管壁　　　　　　动脉血

- 氧气
- 二氧化碳
- 动脉血管

2. 按发病急缓分类　可分为急性和慢性呼吸衰竭。

（1）急性呼吸衰竭：各种突发原因引起的气体进出肺和 / 或肺泡与血液之间进行气体交换功能严重损害，如溺水后呛咳、误吸，可造成急性呼吸衰竭。

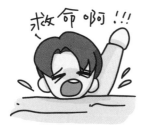

落入水后出现
呛咳、误吸，
造成急性呼吸衰竭

（2）慢性呼吸衰竭：多见于慢性呼吸系统疾病引起的呼吸功能损害逐渐加重。

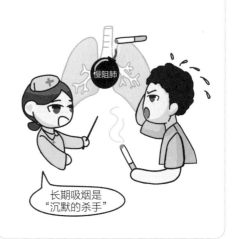

长期吸烟是
"沉默的杀手"

四、导致呼吸衰竭的危险因素有哪些?

1. 气道阻塞　异物或新生肿物等使到达肺内进行交换的气体减少,肺与外界环境的气体交换不足,导致急性或慢性缺氧和二氧化碳潴留。

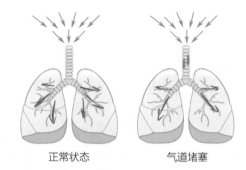

正常状态　　　　气道堵塞

2. 肺组织疾病　引起肺泡减少,导致能有效进行气体交换的场所减少。肺泡膜厚度增加,穿透肺泡膜难度增大,导致氧气通过减少,引发呼吸衰竭。

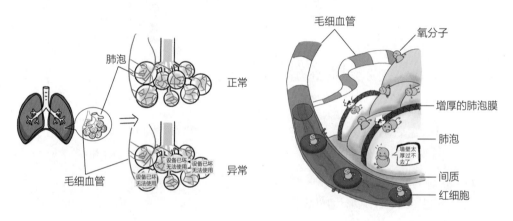

3. 肺血管疾病　肺栓塞、肺血管炎等导致血流量减少,可引起到达肺泡的气体量与到达肺泡的血流量的比例失调,妨碍了有效的气体交换,部分静脉血未经血氧交换直接流入肺静脉,导致发生呼吸衰竭。

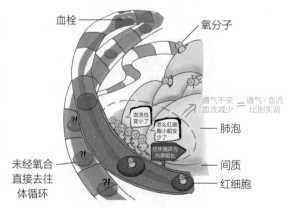

4. 胸廓与胸膜病变　胸廓外伤、气胸、胸腔积液等疾病，限制肺扩张，引起肺与外界环境的气体交换减少。

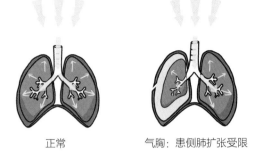

正常　　　　　　气胸：患侧肺扩张受限

5. 心脏疾病　引起气体进出肺和/或肺泡与血液之间气体交换严重损害，导致呼吸衰竭。

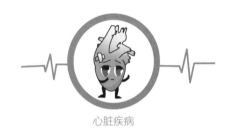

心脏疾病

6. 神经肌肉病变　抑制呼吸中枢及累及呼吸肌的一系列疾病造成呼吸肌无力、疲劳、麻痹，从而引起的肺与外界环境的气体交换不足。

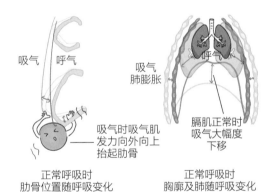

吸气　呼气

吸气时吸气肌发力向外向上抬起肋骨

正常呼吸时肋骨位置随呼吸变化

吸气肺膨胀

膈肌正常时吸气大幅度下移

正常呼吸时胸廓及肺随呼吸变化

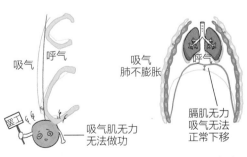

吸气　呼气

吸气肌无力无法做功

吸气肌无力时肋骨位置随呼吸变化

吸气肺不膨胀

膈肌无力吸气无法正常下移

吸气肌无力时胸廓及肺随呼吸变化

五、呼吸衰竭除了累，还会有什么表现？

1. 神经精神症状　伴随二氧化碳潴留时，可出现先兴奋后抑制的神经系统表现。

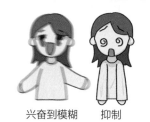

兴奋到模糊　抑制

2. 消化系统　严重呼吸衰竭引起胃肠道缺血、黏膜损伤、充血水肿、糜烂出血或急性的胃黏膜损害，从而导致呕血、黑便等。

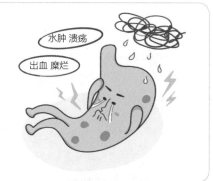

水肿 溃疡
出血 糜烂

3. 泌尿系统　可出现肾损伤，个别病例尿中出现蛋白、红细胞和管型。

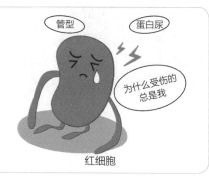

管型　蛋白尿

为什么受伤的总是我

红细胞

4. 循环系统　可在口唇和甲床出现发绀，亦可出现水肿等，伴有出血严重者呈贫血貌或皮肤出现瘀斑。

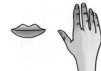

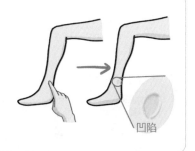

凹陷

六、缓解呼吸衰竭，有哪些好办法?

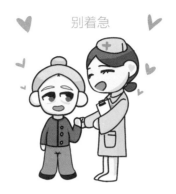

别着急

（一）医护人员将根据动脉血气分析结果采取不同的措施

1. 普通氧疗　可采用鼻塞或面罩吸氧。

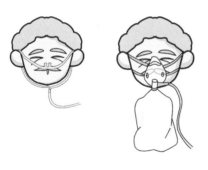

2. 无创正压通气　使用无创呼吸机以获得足够的氧气和／或减少二氧化碳潴留。

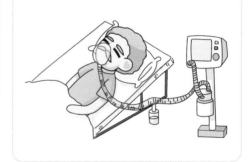

3. 气管插管　患者出现严重缺氧和／或二氧化碳潴留，尤其是充分氧疗后动脉血气分析结果仍不改善时，应及时予以气管插管行有创呼吸机辅助呼吸，以使患者进行被动的呼吸运动，来维持机体正常的气体交换。

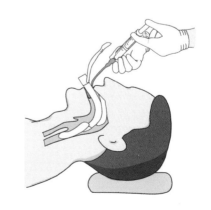

4. 气管切开　若经气管插管机械辅助呼吸后仍不能改善呼吸衰竭者，可行气管切开术后再机械辅助呼吸。

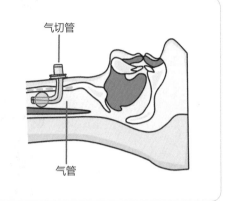

气切管

气管

5. 体外膜肺氧合（人工肺，ECMO）　在体外替代肺为患者提供有效的气体交换，使得肺充分休息，在严重低氧性呼吸衰竭治疗中发挥重要作用。

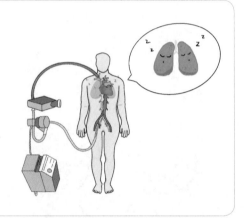

6. 肺移植　对于符合条件者，肺移植也可作为一种医疗手段。

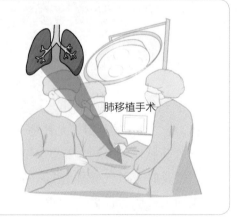

肺移植手术

7. 选择恰当的时机早期开展肺康复　只要心肺循环的指标平稳，尽早进行肺康复锻炼，建议从被动到主动，再进行抗阻力锻炼，避免四肢肌肉和呼吸肌的失用性萎缩。

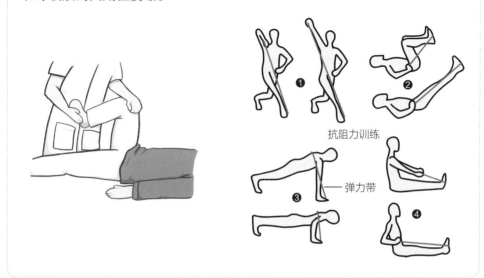

抗阻力训练

弹力带

（二）去除病因，标本兼治

针对病因治疗，如气道阻塞应去除异物，肺炎即对病原体进行治疗，合并心衰应强心利尿等。

七、出院回家后还需要注意什么？

1. 饮食　随着患者耗氧增加，身体对营养需求也随之增加，可适当补充优质蛋白，避免辛辣、刺激性食物。

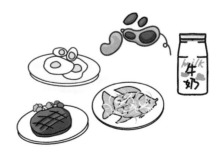

2. 运动　尽早进行呼吸功能训练，适当进行有氧运动。

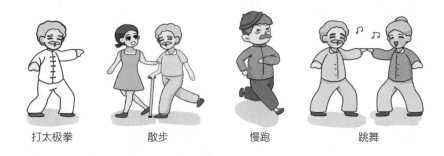

打太极拳　　　　散步　　　　慢跑　　　　跳舞

3. 生活方式　避免吸入花粉、烟尘，禁止吸烟、饮酒，不到人流量大的地方活动。

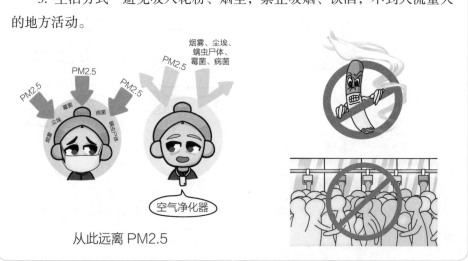

烟雾、尘埃、螨虫尸体、霉菌、病菌

空气净化器

从此远离 PM2.5

4. 情绪管理　放松心情，避免情绪波动。

保持愉悦的心情

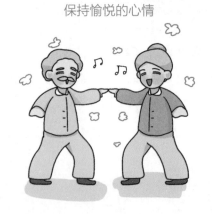

（赖倩　郑琪翔　冯梅）

第二章

漫话呼吸介入治疗

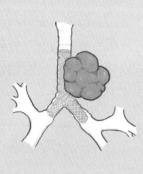

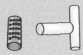

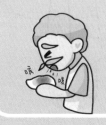

第一节 漫话纤维支气管镜检查

一、什么是纤维支气管镜检查?

纤维支气管镜以下简称纤支镜,是一种柔软可弯曲、细长的检查治疗仪器。其利用玻璃和其他材料拉成的纤维组成的导光束,通过头端的探头可将病变呈现在屏幕上,方便医生直接观察气管和支气管的病变,还可以通过仪器上所带的刷头、活检针等进行相应的检查和治疗。

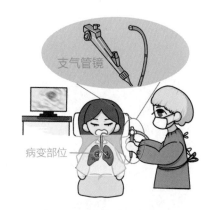

二、为什么要做纤支镜检查?

纤支镜检查可通过活检取样、刷片等手段进行细菌学、细胞学和病理检查,同时也可以通过纤支镜行气道内治疗(如气管支架安置、镜下介入治疗)、清理呼吸道分泌物、气管异物取出等。

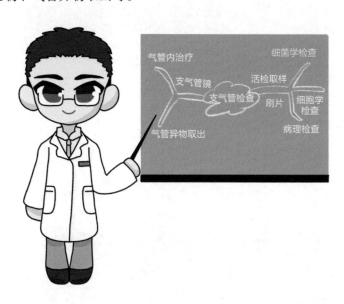

三、做纤支镜检查前要做哪些准备？

1. 纤支镜检查可能会刺激咽喉部引起恶心、呕吐等不适，因此检查前需禁饮禁食 4~6h（无痛支气管镜需禁饮禁食 6~8h），减少胃内容物，避免返流误吸。

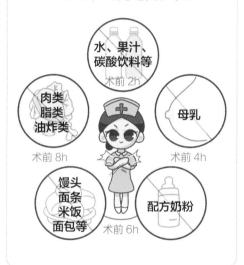

2. 医生根据患者病情进行血常规、凝血功能等检验项目，完善心电图、肺部 CT、肺功能等检查，并根据结果评估是否需要进行此项检查。

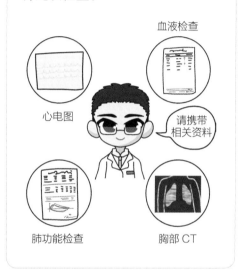

3. 检查前一晚请保证充足的睡眠，检查当日需家属陪同前往，并取下活动性义齿、金属物品等。

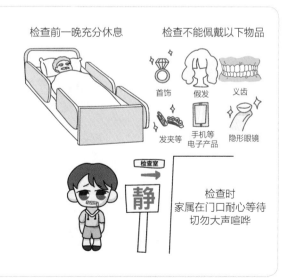

四、患了糖尿病、高血压，检查当天能不能吃药？

1. 糖尿病患者检查前不能服用降糖药或注射胰岛素，防止发生低血糖。

2. 高血压患者饮少量水送服降压药，防止血压过高影响检查。

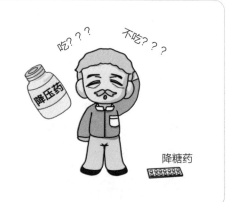

降糖药

五、服用抗凝剂期间能做纤支镜检查吗？

小剂量的抗血小板药物（如阿司匹林）可以继续使用，但下列药物，需要在医生指导下提前暂停使用。

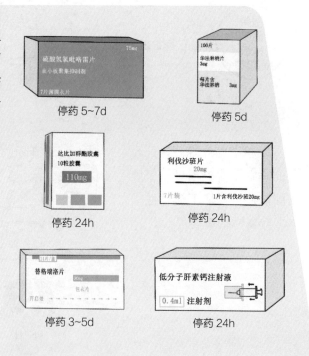

停药 5~7d

停药 5d

停药 24h

停药 24h

停药 3~5d

停药 24h

六、检查过程中要怎样配合医生?

在检查过程中,您需要放松情绪,用鼻吸气、嘴呼气,不要憋气,不要用力咳嗽,不要摆动头部,不要用手抓取支气管镜,如有特殊不适可举手示意。

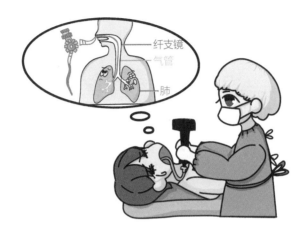

七、检查完后可以立即进食吗?

普通纤支镜检查术 2h 后可先试饮少量温水,无呛咳后方可进食;全麻支气管镜术后,待麻醉清醒后 30min 可试饮少量温水,无呛咳不适后方可进食。

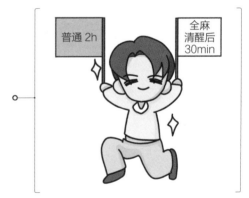

八、做完纤支镜检查后为什么痰里有血?

检查中因气道黏膜损伤,结束后可能会有少量的咯血,这种情况一般不必特殊处理,避免用力咳嗽,1~3d 可自行恢复。若大量咯血,请不要惊慌,应立即就医。

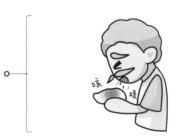

九、做完检查后为什么感觉喉咙不舒服？

检查时纤支镜会通过喉部进入声门，会对喉部及声门的黏膜有一定的刺激，引起喉咙不适感。一般术后 2~3d 会好转。

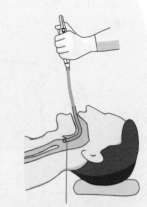

纤支镜的管道前端
经过会厌时可能会有黏膜损伤

（张焱林　唐红　洪婷玉）

第二节 漫话超声引导下经支气管针吸活检

一、什么是 EBUS-TBNA?

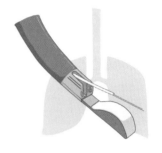

超声引导下经支气管针吸活检（endobronchial ultrasound-guided trans-bronchial needle aspiration，EBUS-TBNA），是将超声与支气管镜相结合，利用安装在支气管镜前端的微型超声，探查异常肿大的淋巴结或占位性病变，并进行实时引导下穿刺活检来获取标本的方法。

二、为什么要做 EBUS 检查?

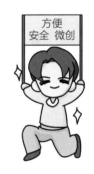

方便
安全 微创

该检查是一项方便、安全、微创的检查方法。

1. 精准定位　超声探头确认病灶位置可以缩短寻找病灶的时间，提高穿刺的准确率。

（1）可以获取在气道腔外，但紧贴气管、支气管壁的淋巴结标本，用于纵隔淋巴结病变的诊断和明确肺癌分期。

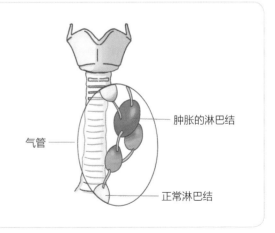

气管

肿胀的淋巴结

正常淋巴结

（2）可以获取紧邻气管、支气管管腔外的实性病变标本，以明确病变性质。

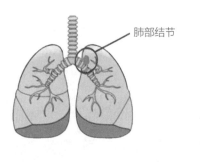

肺部结节

（3）可以获取纵隔内病变标本。

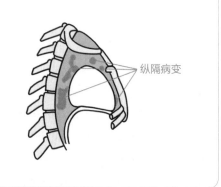

纵隔病变

2. 安全　在超声引导下，能有效地避开大血管避免误穿导致出血，同时超声探头可以间接压迫活检后的出血点，起到辅助止血的作用。

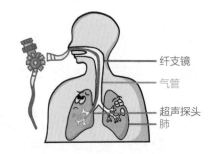

纤支镜
气管
超声探头
肺

三、做 EBUS 前需要做什么准备？

1. 检查　术前检查同支气管镜（参见第二章第一节），此外还需进行麻醉访视。

2. 饮食　术前饮食要求同无痛支气管镜检查。

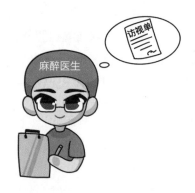

访视单

麻醉医生

四、做完检查后为什么会感觉全身酸痛?

由于 EBUS-TBNA 是在全麻下进行的，会使用肌肉松弛药协同麻醉，注射后肌肉发生震颤，类似于"抽筋"，在短暂的震颤后肌肉完全松弛下来，便于检查操作。正是由于这种类似"抽筋"的肌肉痉挛，部分患者术后可能出现肌肉酸痛。一般术后 2~3d 自动恢复。

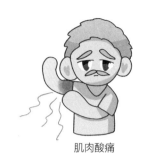

肌肉酸痛

（张焱林　唐红　洪婷玉）

第三节 漫话支气管动脉栓塞术

一、什么是支气管动脉栓塞术？

支气管动脉栓塞术（bronchial artery embolization，BAE）是一种治疗各种原因引起的支气管动脉损害所造成咯血的手术。

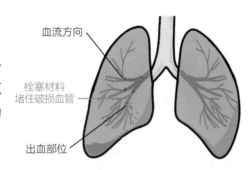

血流方向

栓塞材料堵住破损血管

出血部位

二、既然是"手术"，那就是要开刀吗？

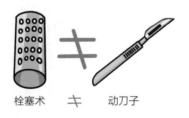

栓塞术 ≠ 动刀子

支气管动脉栓塞术的手术流程：胸部 CT 检查→经皮股动脉穿刺→造影确定出血部位→填塞栓塞材料→确定出血部位填塞成功→拔管→包扎穿刺点。

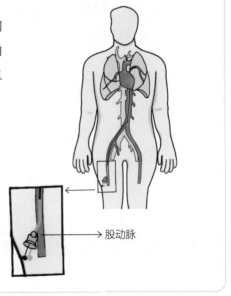

股动脉

三、手术前需要做哪些准备呢?

1. 避免紧张恐惧心理，积极配合检查治疗。

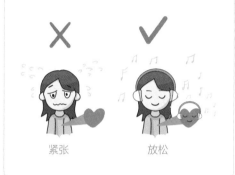

2. 签署侵入性检查/治疗知情同意书及手术同意书。

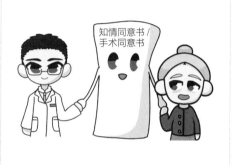

3. 完善术前检查 胸部 CT、纤维支气管镜检查、血常规、血型、凝血常规、肝肾功能。

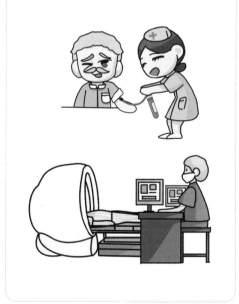

4. 双侧腹股沟及会阴部备皮，保持局部皮肤清洁。

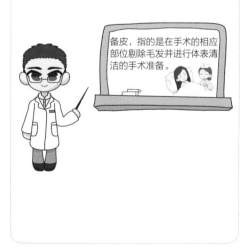

5. 术前禁食禁饮 4~6h，防止术中因造影剂导致的恶心呕吐引起误吸或窒息。降糖药随餐停用，高血压患者可少量饮水送服降压药。

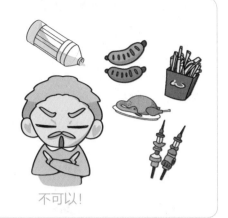

不可以!

6. 准备盐袋 / 沙袋或压迫止血器。

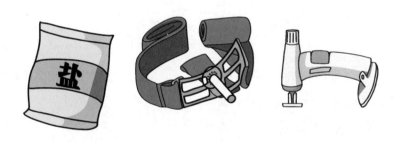

7. 术前就开始练习床上大小便。因为术后肢体制动和排尿方式的改变，可能会导致尿潴留。

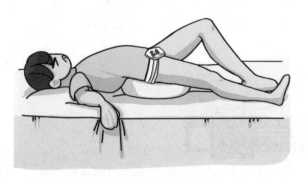

四、术中需要注意什么呢?

1. 推注造影剂后会有胸部灼热感，这是正常反应，不必紧张。

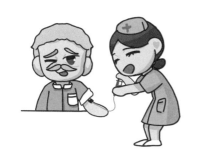

2. 造影时根据医生指示短暂屏气，取得良好的造影图像。当栓塞开始时平静呼吸，避免咳嗽。如有不适可示意医生。

平静呼吸避免咳嗽

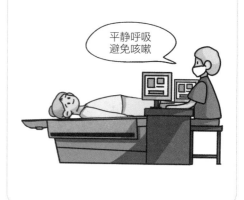

五、术后应该怎么做?

（一）穿刺处伤口护理

1. 穿刺处予纱布覆盖弹力绷带加压包扎，指压 2h 后改为 1~2kg 的盐袋压迫 6~8h。24h 后可取下弹力绷带。

2. 若使用止血器，可持续压迫 6~8h。

（二）观察要点

1. 观察敷料有无渗血或有无皮下血肿形成。观察穿刺侧肢体的皮温、颜色、足背动脉搏动，肢体反应及肌张力，有无大小便失禁等情况。

检查患者患肢皮温、颜色及足背动脉搏动

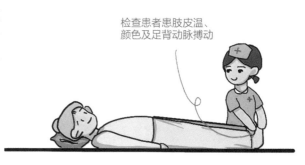

2. 术后可能会有少量暗红色血块或血痰咳出，不要紧张。可以及时告知医生处理。

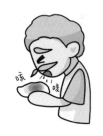

（三）活动方法

1. 术后需卧床休息24h，穿刺侧肢体制动12h，健侧肢体可以适当活动。在下肢制动期间，可以每2h协助挤捏腓肠肌一次，还可以进行踝泵运动，预防下肢血栓形成。

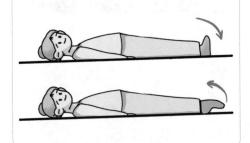

2. 24h后可以适当下床活动，应避免深蹲等动作。高龄、体弱者可适当延长卧床时间。

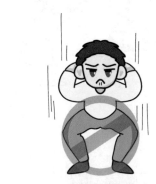

禁止下蹲运动

（四）饮食护理

1. 少食多餐，进食清淡易消化，高热量，高蛋白，高维生素，营养丰富饮食。

2. 多饮水，一般术后补水2 000ml/d以上，有利于造影剂的排泄，减少造影剂对肾脏的毒性。

3. 保持大便通畅，避免用力解大便，防止腹压增高，造成穿刺处出血。

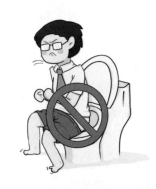

（李希　肖芹　洪婷玉）

第四节 漫话 CT 引导下经皮肺穿刺活检术

一、什么是 CT 引导下经皮肺穿刺活检术？

CT 引导下经皮肺穿刺活检术是由 CT 影像实时引导，确定胸膜和肺部病变部位、穿刺部位、角度及穿刺深度，使用专用组织活检针钩取病变部位组织的侵入性检查，绝大多数的胸部病变可以通过肺穿刺获取的病理组织来明确细胞学、组织学或微生物学诊断。

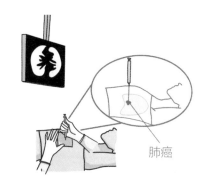

肺癌

二、这项检查对身体伤害大吗？

这项检查具有技术成熟、创伤小、操作简单等特点，但也不排除可能出现并发症。较常见的并发症有以下几种：

1. 出血　痰中带血及少量咯血较为常见，一般无需处理或使用止血药后能缓解。

但也有极少数患者会出现肺叶出血乃至胸腔内大量出血，临床表现为大量咯血、神志淡漠、血压下降、四肢湿冷等。

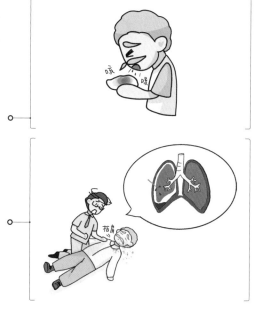

2. 气胸　发生气胸的患者中多数为少量气胸，其发生与病变组织大小、距离胸膜位置等因素有关。一般表现为突然出现的患侧剧烈胸痛，呈针刺样或刀割样，呼吸不顺畅，进而表现为胸闷及呼吸困难。

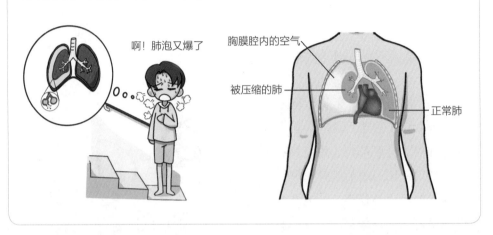

3. 胸痛和发热　部分患者可能会发生胸痛及发热。

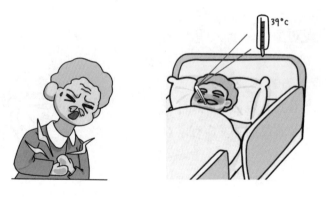

三、住院做肺穿刺检查，为啥医生还开了其他检查？

其他检查一般包括凝血常规、凝血因子、胸部 CT 或 MRI、心电图等。这些检查对于了解患者凝血功能，明确患者心肺状态非常重要，有助于医生判断患者是否适合做这项检查。

四、术前能不能吃饭？能不能吃药？

术前禁饮禁食 2h。应向医生详尽地提供目前的用药情况，医生会根据药物种类判断住院期间还能否继续服用，如抗血小板药物阿司匹林、氯吡格雷等会增加出血风险，具体停药时间应询问医生；华法林则应停药至凝血功能正常；术前禁食则不能服用餐时降糖药物。

五、穿刺过程中需要怎样配合？

1. 根据病变部位，需配合医务人员摆好各种穿刺体位，如仰卧位、侧卧位及俯卧位。摆好体位后不再随意改变，如果特殊情况下需改变体位时，应及时向医生说明。

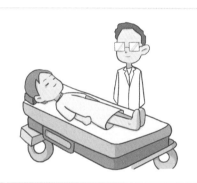

2. 穿刺过程中配合医务人员，做呼吸和屏气动作。

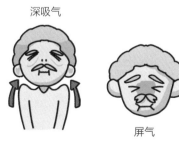

深吸气

屏气

3. 如术中出现心慌、胸闷、出冷汗等不适，应向医生、护士示意。另外，穿刺过程中若想咳嗽，应提前告知医护人员，避免造成穿刺失败或发生并发症。

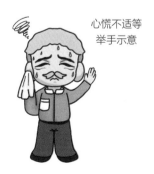

心慌不适等
举手示意

六、穿刺完成后要注意什么？

1. 术后患者应取穿刺侧卧位休息，压迫穿刺点，一般为 4~6h，不可剧烈活动，不可用力咳嗽或大笑等增加胸腔压力的活动，以免造成出血或气胸。

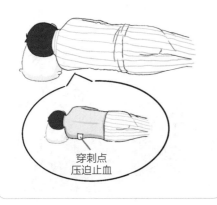

穿刺点
压迫止血

2. 安置心电监护及吸氧。

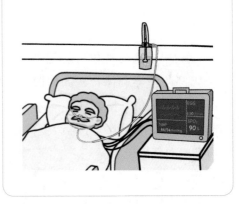

3. 术后 1~2d 暂不淋浴，可擦浴，保持伤口周围皮肤清洁和敷料清洁干燥，预防感冒。

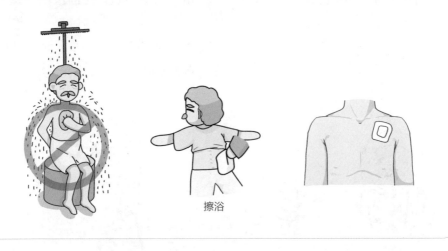

擦浴

（曹鑫宇　赖倩　薛秒）

第五节 漫话冷冻肺活检

一、冷冻肺是什么检查？

冷冻肺指的是经支气管冷冻肺活检（transbronchial cryobiopsy，TBCB），是将冷冻探头经支气管伸入到远端小支气管，利用冷冻探头在冷冻过程中的黏附性，将探头周围的组织撕裂，获得远端细支气管与肺组织标本的一项技术。

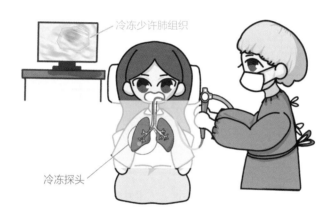

冷冻少许肺组织

冷冻探头

二、一定要做冷冻肺活检吗？

TBCB 主要适用于弥散性实质性肺疾病的病因诊断、肺外周局部病变的活检和肺移植后的监测等。该技术对弥散性实质性肺疾病的确诊率高、安全性好，在肺外周局部病变的活检中可更精准的获得标本。

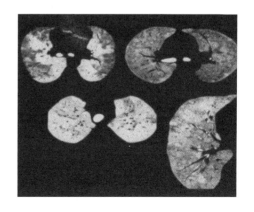

三、做手术前该做什么准备？

1. 检查与沟通　在手术前，医生会为患者完善肺功能、胸部 CT、凝血常规等术前检查。同时，医生会与患者及家属进行详尽地口头及书面沟通，告知检查细节、风险及可能发生的并发症。

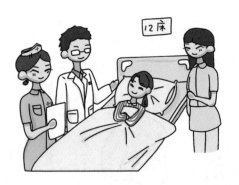
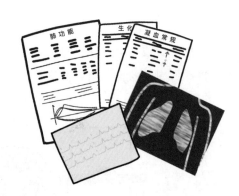

2. 多学科讨论　术前由临床、放射科、麻醉科和病理科医生进行多学科讨论，共同制订手术方案（如确定取材部位等）和风险防控预案等。

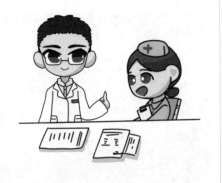

3. 消化道准备　为避免手术中误吸，手术当日晨起后禁饮禁食。

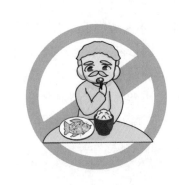

4. 药物准备 为避免血压过高影响检查，高血压患者晨起后少量饮水准时服药；为避免低血糖发生，糖尿病患者勿要服用降糖药或注射胰岛素。若患者服用抗凝或抗血小板药物，会导致术中出血风险增加，应提前告知医生，医生根据患者凝血功能情况决定停药时间。

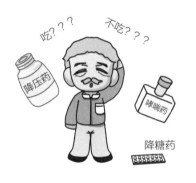

5. 其他准备 护士会为患者建立静脉通道，既可以经静脉补充液体，也方便术中静脉给药。

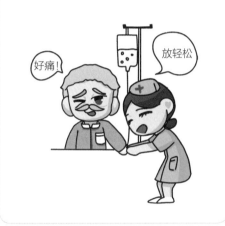

四、冷冻肺活检时，患者需要做什么？

冷冻肺活检一般会采取全麻的方式进行，所以患者"一觉醒来"手术就结束了。

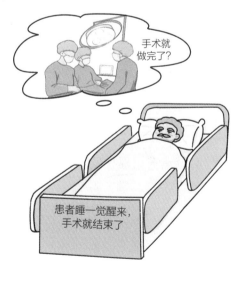

五、做完手术要注意什么？

1. 休息　患者采取半卧位安静休息，半卧位可使膈肌下降有利于呼吸，避免剧烈活动。

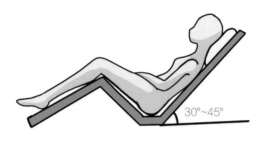

2. 进食　术后 30min 可先饮适量温水，无呛咳，可进食温凉、清淡易消化饮食。

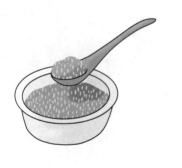

3. 患者术后勿剧烈咳嗽，防止出血。若为痰中带血，一般 3~5d 自行好转。如出现咯血量增加，要及时就医或告知医护人员。

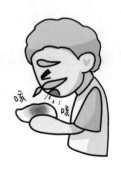

4. 患者若出现呼吸困难、发热等不适，应及时告知医务人员。

（谢春　唐红　朱晶）

第六节 漫话气道内支架植入术

一、支架长什么样子?

气道支架根据材质不同,可分为:

1. 硅酮类支架

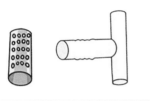

3. 新型支架 生物可降解支架、药物涂层支架。

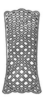

4. 根据患者个人气道情况制作的 3D 打印支架。

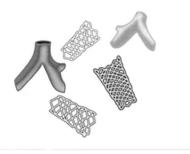

2. 金属支架 不锈钢支架和镍钛记忆合金支架,其中镍钛记忆合金支架又分裸支架和覆膜支架。

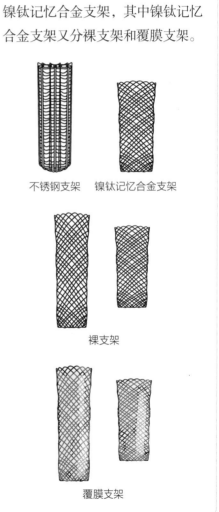

不锈钢支架　镍钛记忆合金支架

裸支架

覆膜支架

二、纤维支气管镜都做了两三次，到底什么时候安支架？

别着急，安支架之前还需要一些准备工作。

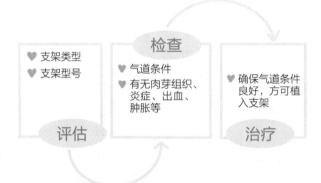

三、植入了支架后还要取出来吗？

医生需根据患者的病情及植入支架后的情况进行判定。外伤、结核等疾病造成的良性气道狭窄植入支架后，待疾病治愈、气道扩张良好并稳定后可取出支架。而恶性肿瘤患者则因肿瘤组织不断增生，挤压支架，可能造成气道再狭窄、支架变形、断裂等，需不断调整或重新植入。

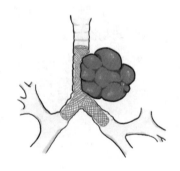

四、植入了支架后会有什么不良反应？

支架安置后部分患者会出现轻微咳嗽、痰中带血、喉部异物感等，一般无需处理，3~7d会自然好转。

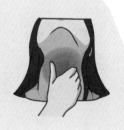

其他并发症包括：

1. 气道支架移位　术后一周最为常见，术后需常规进行纤维支气管镜复查，及时进行调整。

2. 分泌物潴留　遵医嘱服用祛痰药物、雾化吸入或经纤维支气管镜吸引。

3. 肉芽组织增生　肉芽组织增生可阻塞气道，使气道再狭窄。术后需定期随访，早期发现，早期治疗。

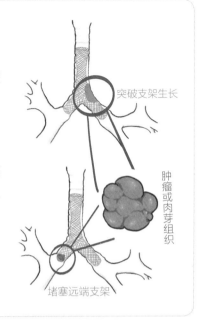

突破支架生长

肿瘤或肉芽组织

堵塞远端支架

五、安了支架后，饮食上需要注意什么呢？

安置支架术后 2h 内禁饮禁食，2h 后视吞咽功能的恢复情况，由少量温流质饮食逐渐过渡到普通饮食，避免饮用浓茶、咖啡，戒烟，避免进食生冷、坚硬、辛辣刺激性食物，多饮水，多食富含纤维素的食物，保持大便通畅。

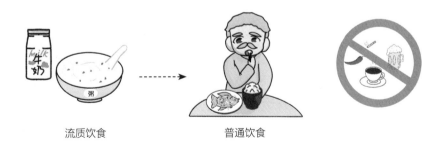

流质饮食　　　　　普通饮食

六、术后医生说不能剧烈咳嗽，那想咳嗽怎么办？

1. 术后应避免剧烈咳嗽，防止支架移位。

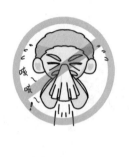

2. 如果出现剧烈干咳时，可遵医嘱使用镇咳药物。

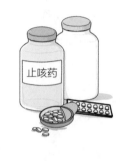

3. 如果痰不易咳出，可遵医嘱予以雾化治疗。

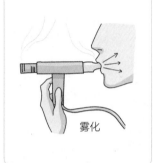

4. 指导患者进行有效的咳嗽咳痰：先行 5~6 次深呼吸后，而后于深吸气末保持张口状，连续轻咳数次，再稍用力将痰液咳出，注意应避免剧烈咳嗽，指导家属当患者咳嗽时，家属可握拳成空杯状协助拍背。

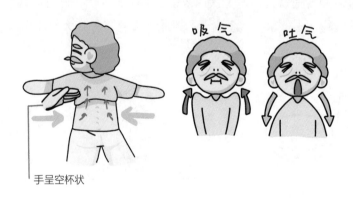

七、术后需要复查吗？

术后 1 个月、3 个月、6 个月、12 个月均需到医院行纤维支气管镜检查，检查支架是否移位、变形，气道是否通畅，有无再次狭窄等情况发生并及时处理。

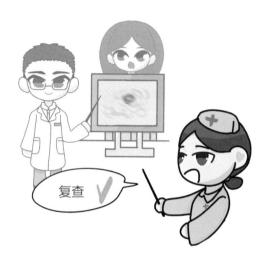

（唐红　谢春　郑琪翔）

第三章

漫话呼吸支持技术

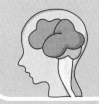

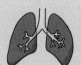

第一节 漫话氧气疗法

一、为什么需要接受吸氧治疗？

　　氧气是维持人体正常工作的必需物质，当人体得不到充分的氧供应或者不能进行有效的氧利用，机体就会出现缺氧，最终导致一系列功能障碍。

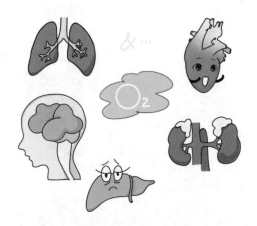

　　氧气疗法简称氧疗，可以通过增加吸入氧浓度和提升吸入气体流速，改善乃至纠正组织缺氧，起到缓解呼吸困难、保护重要脏器功能和促进疾病康复的重要作用。

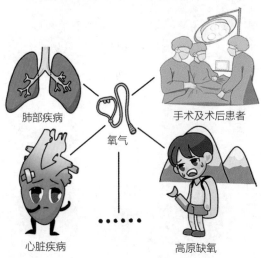

肺部疾病　　　　　　　　　手术及术后患者

氧气

心脏疾病　　　　　　　　　高原缺氧

二、怎样才能知道机体是否存在缺氧？

外周血液循环良好的情况下，甲床、口唇等出现明显发绀，可以提示明显的缺氧。

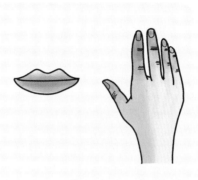

通过动脉血气分析测定氧分压、动脉血氧饱和度准确了解缺氧状况；或通过指端脉氧监测血氧饱和度（SpO_2），简单判断机体是否缺氧。

低氧血症：动脉氧分压 <60mmHg
高碳酸血症：动脉二氧化碳分压 >45mmHg

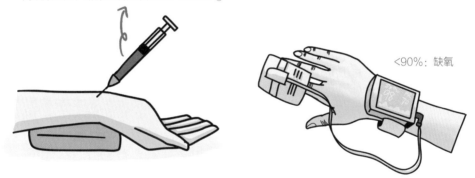

<90%：缺氧

三、各种氧疗装置怎么用？

常见的氧疗装置包括鼻氧管、普通面罩、储氧面罩、文丘里面罩、经鼻高流量湿化氧疗等装置。

1. 鼻氧管　适用于氧流量需求在1~5L/min 且无高碳酸血症风险的低氧血症的患者。

2. 普通面罩　适用于氧流量需求在 5~10L/min 的严重单纯低氧血症患者的氧疗，不宜用于伴高碳酸血症的低氧血症患者。

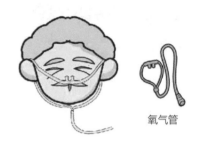

氧气管

（1）普通面罩可贮存 100~200ml 氧气，侧孔用于空气进入及呼出气体的排出。

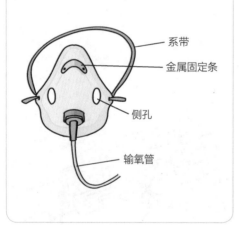

系带

金属固定条

侧孔

输氧管

（2）佩戴普通面罩时将面罩覆盖口、鼻及下颌，并将可弯曲金属条固定在鼻梁上，调整系带，松紧合宜。

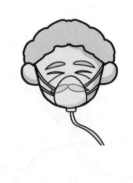

3. 储氧面罩　适用于氧流量需求在 6~15L/min 的严重缺氧且没有高碳酸血症风险的患者。

（1）储氧面罩由面罩和体积为 600~1 000ml 的储氧袋构成。

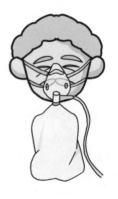

（2）储氧面罩包括部分重复吸收储氧面罩和非重复吸收储氧面罩。非重复吸收储氧面罩在面罩两侧、储氧袋与面罩连接处，共有 3 个单向活瓣，使用前先检查单向活瓣是否正常，使用过程中保持活瓣的功能状态。

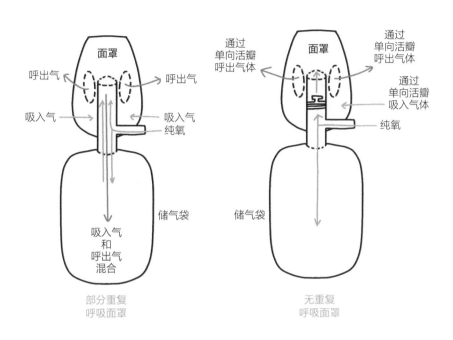

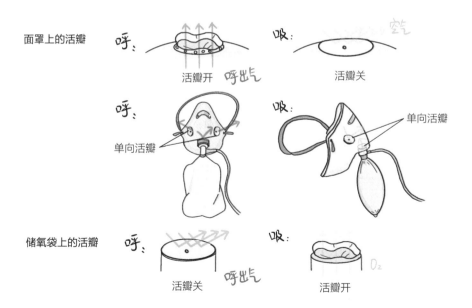

（3）储氧面罩使用时调节氧流量使储氧袋充盈，使用过程中，要始终保持储氧袋不塌陷。

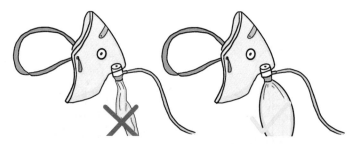

4. 文丘里面罩　适用于氧流量需求在 2~15L/min 低氧血症伴高碳酸血症患者的精准给氧，它能精准调控的最高给氧浓度为 50%。

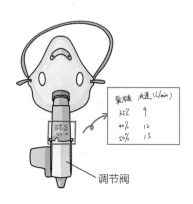

（1）不同吸氧浓度选择白色和绿色两种不同的调节阀。

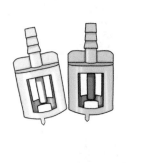

（2）不同的流速对应不同的氧气浓度，使用过程中注意氧流量与装置标记一致。

吸入氧气浓度	空气/氧气比	推荐氧流量	总流量
24	25.0：1	3	78
28	10.0：1	6	66
30	8.0：1	6	54
35	5.0：1	9	54
40	3.0：1	12	48
50	1.7：1	15	43

5. 经鼻高流量湿化氧疗（参见本章第二节）

四、经皮动脉血氧饱和度未达到100%，需要调高吸氧浓度吗？

当然不用！氧疗时应以能达到目标经皮动脉血氧饱和度的最低给氧浓度（流速）为宜（表4）。部分患者家庭氧疗建议给氧浓度见表5。

表4　不同类型缺氧患者目标经皮动脉血氧饱和度

缺氧类型	目标经皮动脉血氧饱和度未达到
单纯低氧血症	94%~96%
低氧血症伴有高碳酸血症（风险）	88%~92%

表5　部分患者的家庭氧疗建议

类型	建议吸氧浓度（流速）
长期家庭氧疗者	吸氧浓度 25%~40%（1~5L/min）
慢性阻塞性肺疾病患者	<29%（1~2L/min）

如果长时间高浓度吸氧（吸氧浓度≥60%，持续时间≥24h；或吸氧浓度100%，持续时间≥6h）会导致机体发生功能性或器质性损害，可表现为干咳、胸骨后灼热感、呼吸增快、恶心、进行性呼吸困难等。

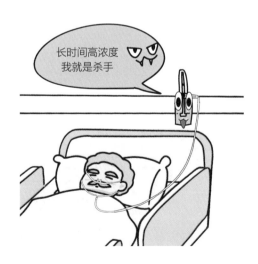

五、吸氧后鼻子很干燥，有时还出血该怎么办？

吸氧流量≥4L/min 时或吸氧 >24h/d 时应给予湿化。

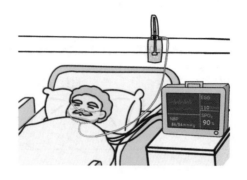

吸氧流量 <4L/min，吸氧时间 <24h/d 时可不予湿化，但吸氧者若主诉上呼吸道干燥不适或呼吸道分泌物黏稠难以排出，应给予湿化。如果鼻腔干燥出血，可以使用鱼肝油滴鼻液缓解干涩。

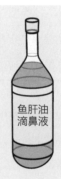

鱼肝油
滴鼻液

六、耳郭、脸颊被吸氧装置压破皮了怎么办？

使用鼻塞 / 面罩吸氧时，应注意松紧适宜，可在受压部位使用相应的减压敷料保护局部皮肤。

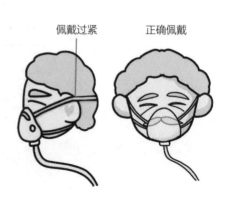

佩戴过紧　　　　正确佩戴

七、家庭吸氧中用什么水做湿化水?

家庭氧疗中，建议使用冷却的白开水或纯净水作为湿化液。

八、病情需要长期氧疗，每天要吸多长时间的氧气?

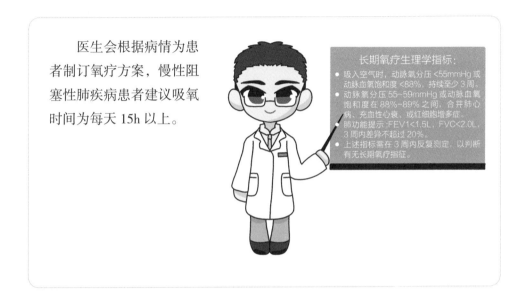

医生会根据病情为患者制订氧疗方案，慢性阻塞性肺疾病患者建议吸氧时间为每天 15h 以上。

长期氧疗生理学指标:
● 吸入空气时，动脉氧分压 <55mmHg 或动脉血氧饱和度 <88%，持续至少 3 周。
● 动脉氧分压 55~59mmHg 或动脉血氧饱和度在 88%~89% 之间，合并肺心病、充血性心衰，或红细胞增多症。
● 肺功能提示:FEV1<1.5L，FVC<2.0L，3 周内差异不超过 20%。
● 上述指标需在 3 周内反复测定，以判断有无长期氧疗指征。

九、在家里氧疗，患者需要做些什么?

1. 记录 包括氧疗时间、氧流量、自觉症状、吸氧前后的血氧饱和度等。

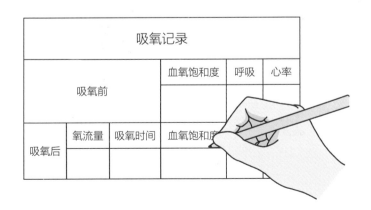

吸氧记录					
			血氧饱和度	呼吸	心率
吸氧前					
吸氧后	氧流量	吸氧时间	血氧饱和度		

2. 观察 吸氧后发绀减轻、呼吸平稳、精神好转，表示吸氧有效，可遵循目前氧疗方案。反之，则说明家庭氧疗效果差或无效，需至医院进行治疗或重新评估病情。

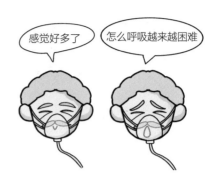

感觉好多了

怎么呼吸越来越困难

十、氧疗过程中可以炒菜吗？

不行！氧疗过程中，供氧装置应防震、防油、防火、防热，且将其放置在阴凉处，并远离烟火和易燃品。

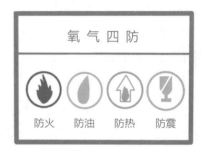

氧 气 四 防

防火　防油　防热　防震

十一、家里的制氧机怎么保养呢？

1. 每周用干净柔软的湿毛巾擦拭机身。

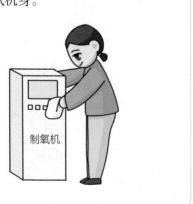

制氧机

2. 制氧机的一级过滤网建议每周清洗，二级过滤网建议使用800~1 000h更换。

一级过滤网建议
每周清洗

二级过滤网建议
800~1 000h 更换

（刘宇晴　谢春　冯梅）

第二节 漫话经鼻高流量湿化氧疗

一、什么是经鼻高流量湿化氧疗?

经鼻高流量湿化氧疗（high-flow nasal cannula oxygen therapy，HFNC）指一种通过鼻塞持续为患者提供可以调控并相对恒定的吸氧浓度（21%~100%）、温度（31~37 ℃）和湿度的高流量（8~80L/min）吸入气体的治疗方式。

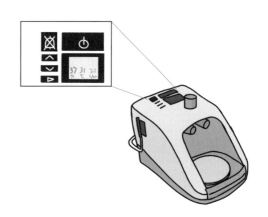

二、别人都用的普通氧疗，为什么我要用这款特殊的仪器?

HFNC 适用于轻 - 中度Ⅰ型呼吸衰竭、轻度呼吸窘迫、轻度通气功能障碍、对传统氧疗或无创正压通气不耐受或有禁忌证者。

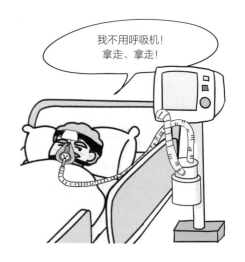

我不用呼吸机!拿走、拿走!

三、这个装置特殊在哪儿?

1. HFNC 由空氧混合装置、加温加湿装置和储氧式鼻塞等部分组成。

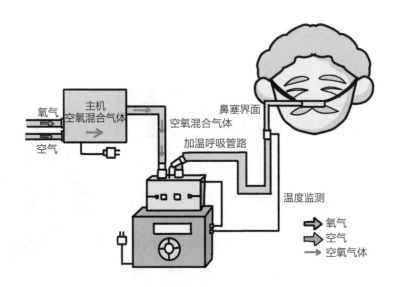

2. HFNC 通过为患者提供恒定的、可调节的高流速空氧混合气体,冲刷患者呼气末残留在鼻腔、口腔及咽部的无效腔气体,可明显减少患者下一次吸气时吸入的二氧化碳的含量。

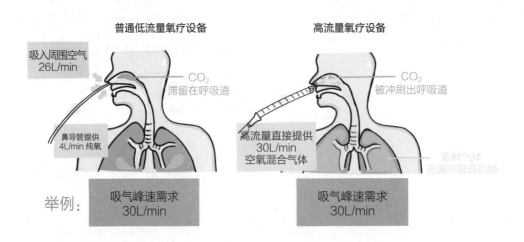

四、使用过程中需要注意哪些问题？

1. 上机前和患者充分沟通交流，说明治疗目的，同时取得患者配合，建议半卧位或头高位。

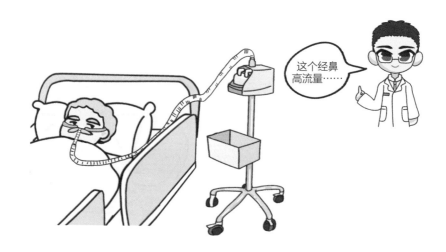

2. 保持管道通畅，避免管道打折、受压、脱落。

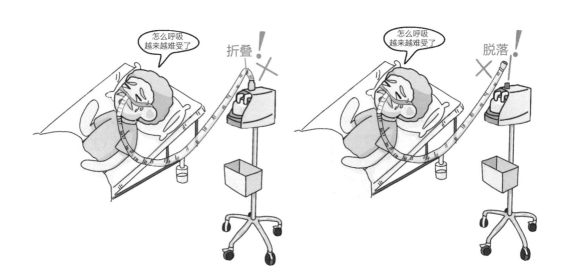

3. 正确佩戴鼻塞，嘱患者不要随意取下。佩戴时先将鼻腔内分泌物清除，再把鼻塞完全放置于鼻腔内。

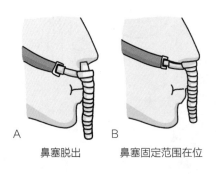

A 鼻塞脱出　　　B 鼻塞固定范围在位

4. 调节鼻塞固定带，松紧适宜，避免固定过紧引起颜面部皮肤压力性损伤。

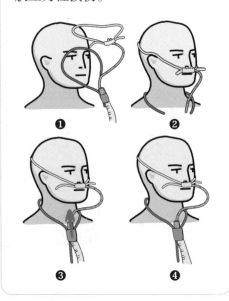

5. 严密监测生命体征、呼吸频率、经皮动脉血氧饱和度及血气分析的变化，适当调节参数。

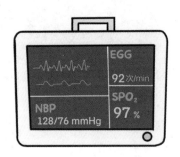

6. 指导患者若出现咳嗽咳痰不顺畅、憋闷感，应及时告知医护人员。

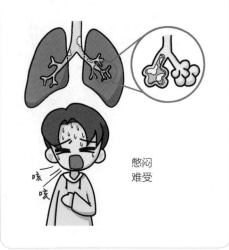

憋闷难受

7. 及时倾倒管路中的冷凝水，防止误入气道引起呛咳或误吸。

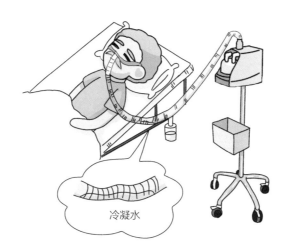

冷凝水

8. HFNC 可调温度在 31~37℃，通常设定为 36~37℃，相对湿度 100%。但应根据患者的舒适度和痰液黏稠度来调节。

监测温度

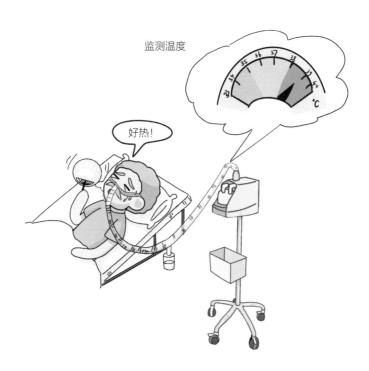

好热!

五、机器如何进行消毒？

为了避免交叉感染，每次使用完毕后应对 HFNC 装置进行终末消毒。

1. 使用 HFNC 连接器自带的消毒回路进行仪器内部消毒。

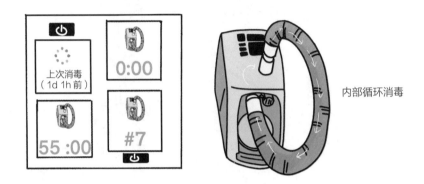

内部循环消毒

2. 仪器表面使用浓度为 1 000mg/L 的有效含氯制剂进行擦拭消毒。

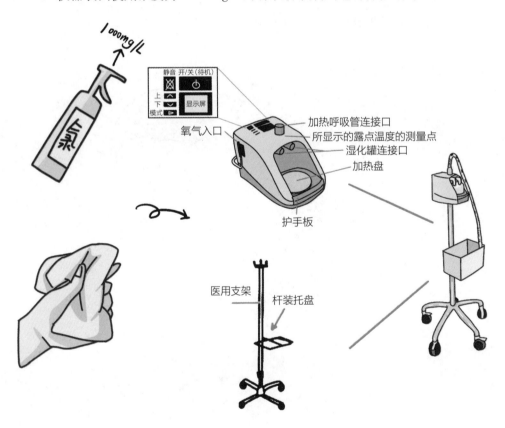

3. HFNC 鼻导管、湿化罐及管路为一次性物品，使用完毕后按医疗废物丢弃。

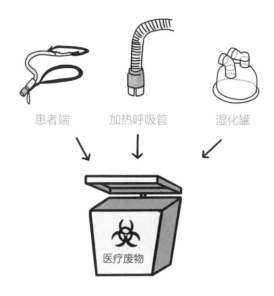

4. HFNC 的空气过滤纸片应定期更换，建议 3 个月或 1 000h 更换一次。

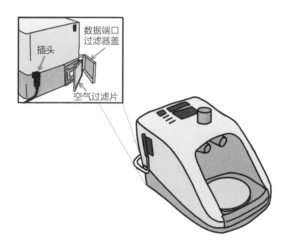

六、机器戴上是不是就取不下来了？

当患者原发病得到控制或好转后可逐渐降低 HFNC 参数；如果达到吸气流量≤20L/min 且 $FiO_2<30\%$，可考虑撤机。

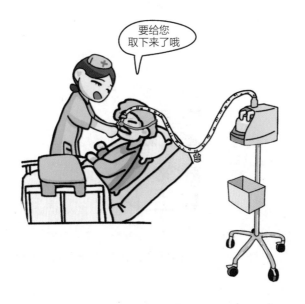

（肖芹　赖倩　吴颖）

第三节　漫话无创正压通气

一、为什么要使用无创呼吸机？

无创通气是指呼吸机通过鼻塞、鼻罩／口鼻面罩等方式将患者无创伤地与呼吸机相连的通气方式。不需要像有创通气那样建立插入气管的人工气道。

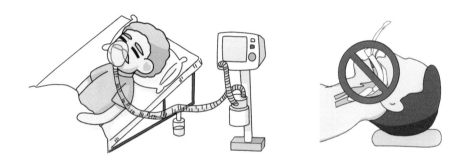

在患者吸气过程中，呼吸机向患者气道内提供一个高于标准大气压较高的压力，即正压通气，这是传统氧气治疗方式无法提供的。

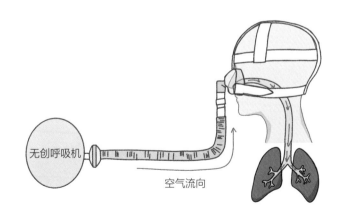

无创呼吸机　　空气流向

因此，对于呼吸力学异常或者呼吸肌疲劳的患者而言，无创正压通气能够帮助呼吸肌做功，让呼吸肌得到暂时的休息，改善患者呼吸困难等症状。

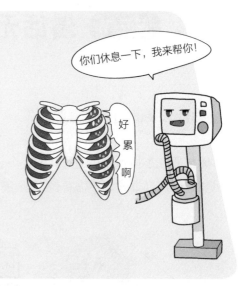

二、戴上呼吸机，等着呼吸机送气就可以了吗？

不是的。对于清醒的患者，呼吸机是听从患者指令工作的。所以，患者只需要按照自己日常的呼吸方式进行呼吸即可，呼吸机会自动识别呼气和吸气去配合患者呼吸，而不是由患者去配合呼吸机。

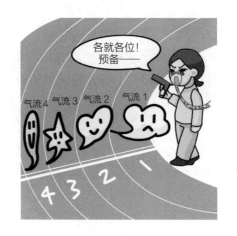

三、戴着呼吸机，想吃饭喝水怎么办？

（一）饮水

1. 饮水量　对于呼吸系统疾病患者，若无其他系统疾病，鼓励多饮清水（至少 2 000ml/d）湿化气道，帮助痰液排出。

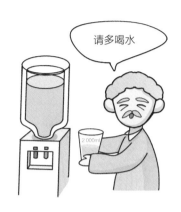

2. 饮水方式

（1）鼻罩不会遮住患者的嘴巴，因此患者无需取下鼻罩即可饮水。但要注意的是，饮水时建议使用吸管，多次少量饮用，避免呛咳。

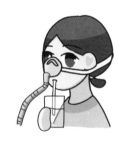

（2）戴面罩的患者，若需要饮水，可松动面罩，将吸管伸入面罩内，同时也要注意多次少饮。

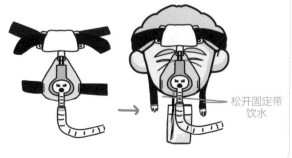

松开固定带
饮水

3. 注意事项　无论使用哪种呼吸罩，切记饮水时，要将患者扶起处于半卧位或坐位，避免呛咳。

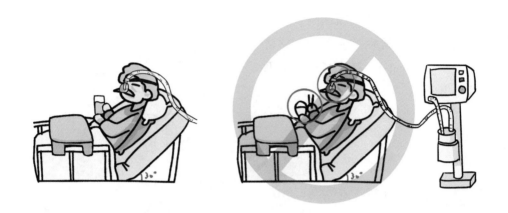

（二）进食

1. 注意事项　不推荐在上机过程中经口进食！因为人的食管和气道处于毗邻关系。正常吞咽动作，会厌软骨会关闭，防止食物进入气道。但在正压通气过程中，即便患者没有吞咽动作，口腔内的食物也很有可能被呼吸机直接吹入气道内，引起误吸甚至窒息。

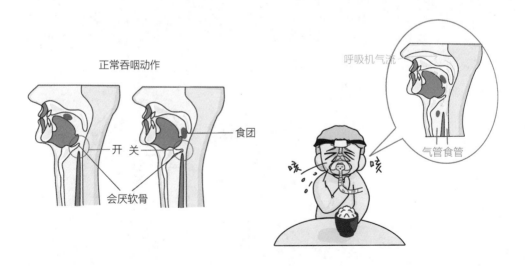

2. 进食方法 进食时应取下无创呼吸机装置，更换鼻塞吸氧。进食后 30min 至 1h，再使用无创呼吸机。进食过程中最好抬高床头，以免出现胃食管反流、误吸、恶心、呕吐。

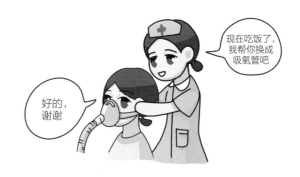

四、面罩压得患者鼻子受不了怎么办?

患者鼻子压得痛，很有可能是鼻梁处发生了压伤。不仅是鼻子，面部、额头、下颌这些呼吸机罩压迫的地方，均有可能出现压力性损伤。

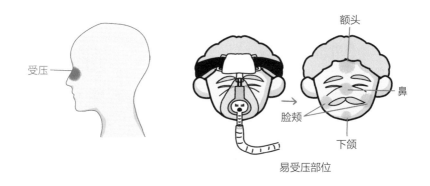

易受压部位

在呼吸机使用过程中，头带松紧适宜，以能放进两横指为宜。

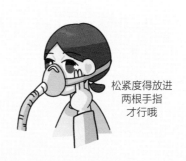

为减少上述部位压力性损伤发生的概率，医护人员可使用减压性材料，缓解局部压力。另外，可在咨询专业医务人员后，使用其他类型的连接器，避免同一部位，持续长时间受压。

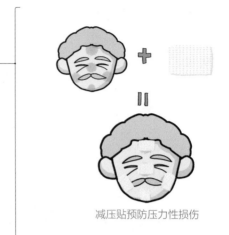

减压贴预防压力性损伤

五、戴上呼吸机以后为什么会觉得眼睛疼、肚子胀？

1. 腹胀　无论选择哪种呼吸机罩，都不鼓励患者用嘴巴呼吸，以免引起口腔干燥。

若发生口腔干燥，有些患者会频繁做吞咽动作，导致部分气体进入胃内，引起腹胀。若患者并未在使用口鼻罩过程中做反复吞咽动作，仍出现腹胀，应咨询专业医生，考虑是否因参数设置不当等其他因素造成。

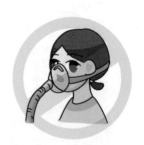

不可张口呼吸哦

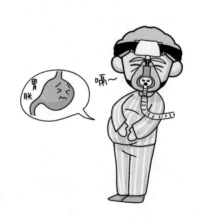

2. 眼干　如果呼吸机罩安置过松，气体经面罩周围漏出太多，造成结膜干燥可能会引起眼睛的不舒适。这时可以适当调整面罩松紧度，减少漏气，或使用滋润型眼药水，缓解眼干症状。

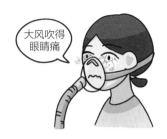

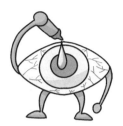

六、戴着面罩，想要咳痰怎么办？

痰液较多会影响呼吸道的通畅性，增加呼吸阻力，影响治疗效果。所以鼓励患者及时将痰液咳出。但要注意，不要把痰液排在面罩里。

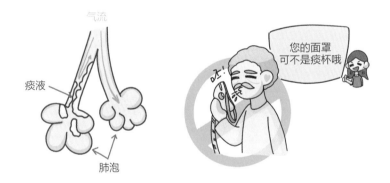

要咳痰时，松动面罩的系带或取下活扣，即可取下面罩，将痰液吐出后，自行或请他人协助重新戴好面罩。

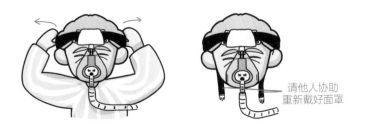

123

七、出院回家以后，呼吸机是否还要继续使用？

对于有高碳酸血症、打鼾等患者，回家后继续使用无创呼吸机的效果是非常明显的。但回家后呼吸机的使用时长、参数、模式，都要遵医嘱，且应定时到医院随访，评估效果。病情发生变化应及时就诊。

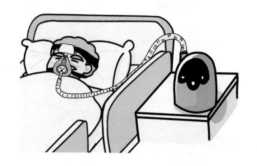

（吴颖　谢春　郑琪翔）

第四章

漫话呼吸康复

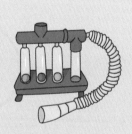

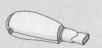

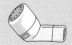

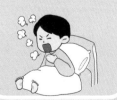

第一节 漫话运动训练

一、说好的卧床静养，你瞎折腾做什么？

俗话说：生命在于运动！动得方式正确，才能活得好！

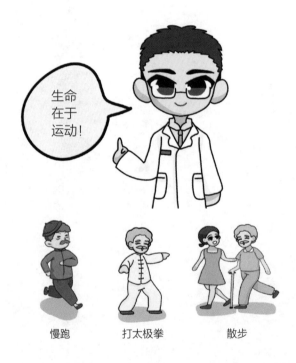

生命在于运动！

慢跑　　打太极拳　　散步

呼吸系统疾病患者因心肺功能下降，常需采取静坐或静卧，以缓解胸闷、气促等症状。

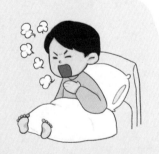

然而，长期静养会导致骨骼肌及呼吸肌萎缩、肌力下降，加重呼吸困难，最终导致呼吸衰竭，甚至死亡。

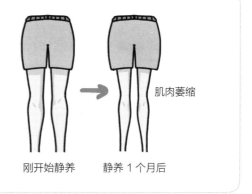

刚开始静养　静养 1 个月后

肌肉萎缩

同时，长期卧床静养也会明显增加肺部感染、下肢深静脉血栓或肺栓塞等并发症的发生率。

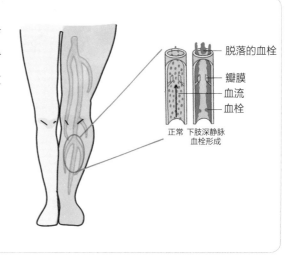

脱落的血栓

瓣膜

血流

血栓

正常　下肢深静脉血栓形成

呼吸康复是一组以运动训练为核心的综合性干预措施，可以有效避免和减少静养所致的相关并发症，改善机体功能，提高生活质量，促进患者康复，同时减少医疗费用支出。

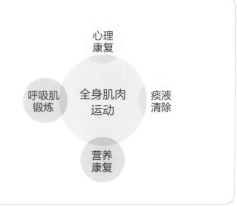

心理康复

呼吸肌锻炼

全身肌肉运动

痰液清除

营养康复

二、都是一个病房的病友，为啥他可以练，其他人就不行？

为了保证呼吸康复过程中的安全，需要为患者制订个体化的方案。进行训练前，康复师会对患者进行全面细致地评估，排除禁忌证。

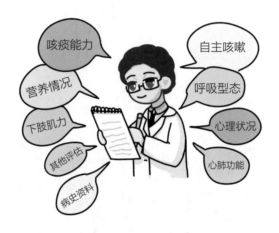

（杨荀　洪婷玉　万群芳）

第二节 漫话被动训练

一、被动训练到底是个啥，就是搬胳膊、动腿和按摩吗？

当然没这么简单！被动训练是一种借助外力帮助患者进行的康复训练方式，训练时可以达到锻炼肌肉的目的。

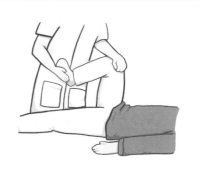

对于各种原因导致的长期卧床且不具备主动活动能力的患者，被动训练是首选的康复锻炼方式。

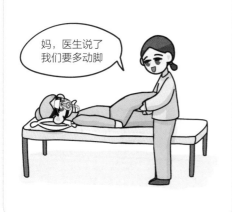

被动训练包括体位管理、穴位按摩、关节活动、肌肉放松或借助某些器械进行的运动方式。

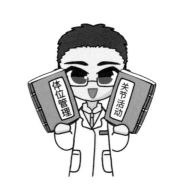

二、躺在床上，还非要给摆个姿势？

对患者进行恰当的体位管理能有效避免及减少并发症的发生，利于康复，常见体位有：

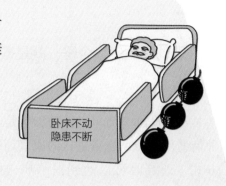

卧床不动
隐患不断

（一）仰卧位

采用该体位时应在患者头颈部垫软枕，以避免肩颈部肌群过伸及疲劳。

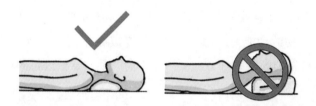

膝关节下垫软枕使膝关节微屈，腹部肌肉放松，减少下肢深静脉血栓发生。

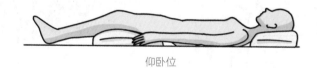

仰卧位

（二）半卧位

床头抬高 30°~45°，床尾抬高 10° 的半卧位，可使患者膈肌下移，胸腔容量增加，利于呼吸。

使用该体位时应使用高度合适的软枕垫于患者颈部，避免颈部过伸或无支撑，膝关节下垫软枕，双上肢置于舒适位，使患者完全放松。

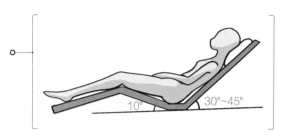

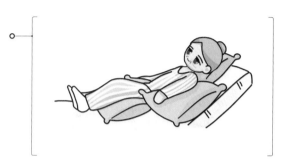

对于危重症患者，也可借助吊床或专用床将患者体位调高 60°~90°，增加肺的功能残气量，有利于呼吸康复。

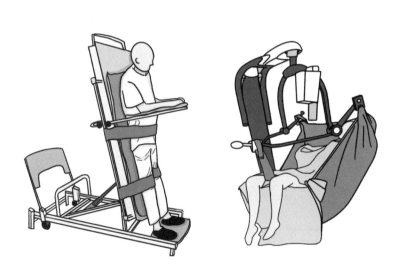

（三）侧卧位

为避免长期仰卧位使局部皮肤受压发生压力性损伤，每 2~3h 变换一次体位。

侧卧位角度不宜超过 90°，以免胸腔受压，影响呼吸。没有受压侧的上下肢予软枕支撑，置于舒适位。

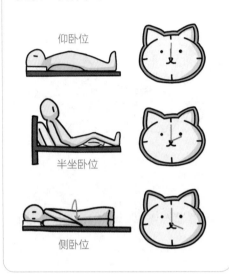

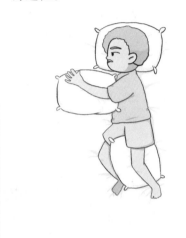

体位管理虽然有诸多好处，但是也不能避免关节僵硬、活动受限。尤其是丧失肢体活动能力的患者，关节被动活动尤为重要。

三、关节被动活动怎么做？

关节活动频率：每组动作重复 5~10 次，2~3 次 /d。

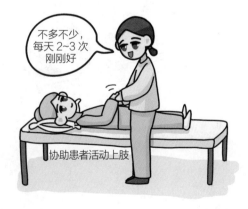

不多不少，每天 2~3 次刚刚好

协助患者活动上肢

关节活动顺序，根据病情确定。瘫痪患者由近端到远端利于瘫痪肌的恢复，其他疾病患者由远端到近端促进肢体血液和淋巴回流。

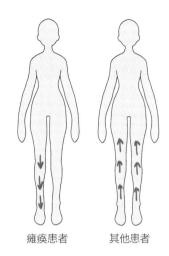

瘫痪患者　　其他患者

具体方法是：

1. 肩关节　肩关节外旋 60°~80°（内旋 70°~90°），肩关节内收 20°~40°，肩关节外展 80°~90°，肩关节前屈上举 150°~170°，肩关节后伸 40°~45°。

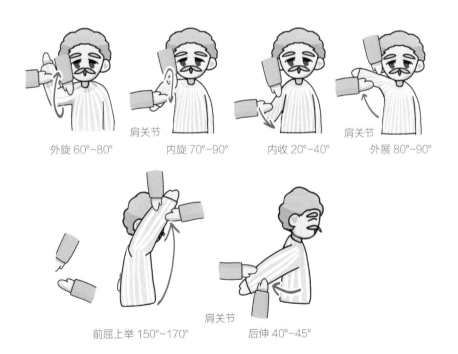

外旋 60°~80°　　肩关节内旋 70°~90°　　内收 20°~40°　　肩关节外展 80°~90°

前屈上举 150°~170°　　肩关节后伸 40°~45°

2. 肘关节　肘关节屈曲 135°~150°，肘关节伸展 0°~10°，前臂旋前旋后 80°~90°。

肘关节屈曲 135°~150°/伸展 0°~10°

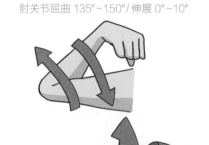

前臂旋前旋后 80°~90°

3. 腕关节　腕关节掌屈 50°~60°，腕关节背伸 30°~60°，腕关节尺偏 30°~40°，腕关节桡偏 25°~30°。

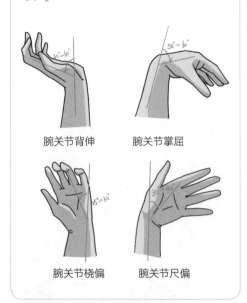

腕关节背伸　　腕关节掌屈

腕关节桡偏　　腕关节尺偏

4. 指关节　掌指握拳活动，拇指桡侧外展 0°~50°，拇指掌侧外展 0°~50°。

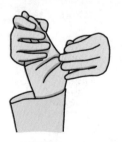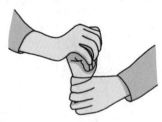

手掌外展　　　　　掌指握拳

5. 髋关节　髋关节外展 30°~45°，髋关节内收 20°~30°，髋关节前屈 125°~150°，髋关节外旋 30°~40°，髋关节内旋 40°~50°，髋关节后伸 10°~15°。

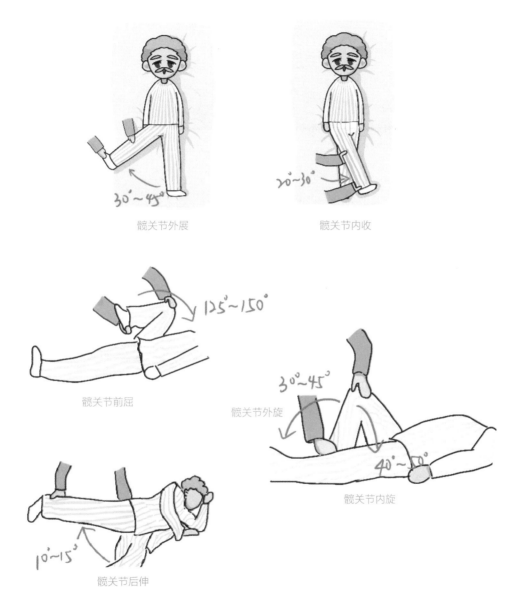

髋关节外展　　　　　　　　　　髋关节内收

髋关节前屈

髋关节外旋

髋关节内旋

髋关节后伸

6. 膝关节　膝关节屈曲 135°~150°。

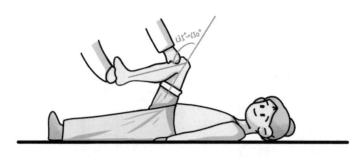

膝关节屈曲 135°~150°

7. 踝关节　踝关节背伸 20°~30°，踝关节跖屈 40°~50°，踝关节内翻 30°，踝关节外翻 30°~35°。

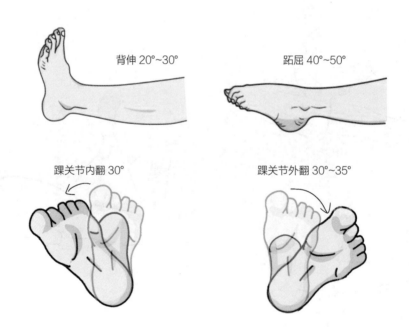

背伸 20°~30°　　　　跖屈 40°~50°

踝关节内翻 30°　　　　踝关节外翻 30°~35°

8. 有条件者，可以借助某些设备进行上肢、下肢的被动训练。

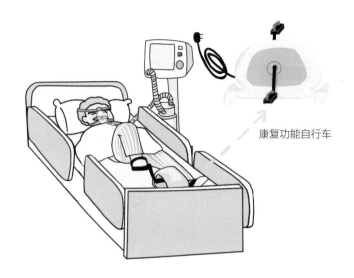

康复功能自行车

通过规范的运动训练干预，随着患者病情的好转可逐渐过渡到主动训练。

（杨荀　赖倩　万群芳）

第三节 漫话主动训练

一、什么是主动训练?

主动训练是一种依靠自身力量完成的康复训练方式,包括呼吸训练、全身运动训练、抗阻训练等。

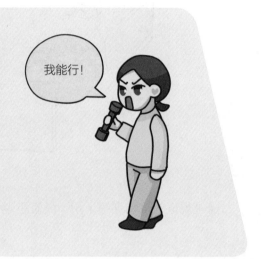

我能行!

1. 呼吸训练方式有哪些?

可徒手或利用纸巾等进行简单的呼吸训练,包括腹式呼吸、缩唇式呼吸。

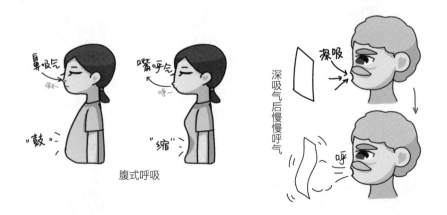

腹式呼吸

随着科技进步，可应用效果更优的呼吸训练器及基于物联网的呼吸训练系统。

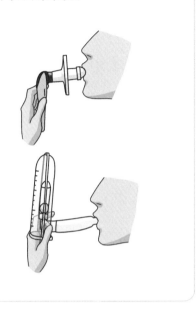

它们具有吸气/呼气两种训练模式，可以有效地改善肺活量，适用于不同程度的肺功能减退者。使用方法根据不同产品特性而定，在此不做详述。

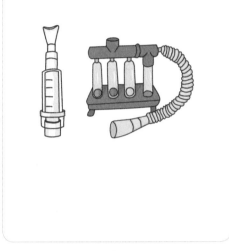

2. 全身运动训练如何进行？

上肢训练可选择矿泉水瓶、沙袋、哑铃等进行上下举重练习，下肢可练习空中蹬车，也可进行抗阻训练。

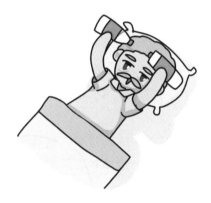

二、戴着呼吸机（氧气管）训练太麻烦！康复训练时可不可以不戴？

当然不可以！氧疗是呼吸系统疾病患者的重要呼吸支持方式。

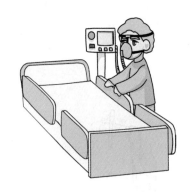

由于疾病原因，机体本身多呈缺氧状态，加之呼吸训练会增加机体耗氧，因此建议患者在训练过程中仍需接受氧疗。

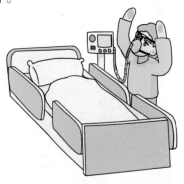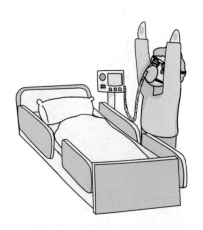

三、怎么判断训练强度是否合适？

通过专业评估及指导，选择适合的运动方式、运动量、运动疗程进行康复训练。

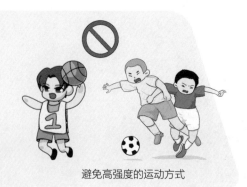

避免高强度的运动方式

1. 适度的训练强度

（1）训练时，以心率稍有加快、呼吸不急促、微微出汗、第二天起床没有疲劳感为宜。

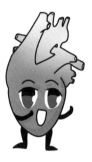

（2）用 220 减去年龄来预测最大心率，这个预测心率的 60%~70% 就是适合的运动强度心率。

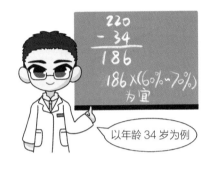

以年龄 34 岁为例

2. 暂停康复训练的指征

（1）脉搏超过运动前的 20%，安静休息 2min 不能恢复到 10% 以下，或自觉心率加快、出现气喘的情况下需暂停训练。

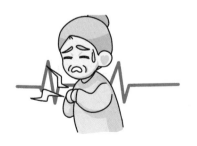

（2）经皮血氧饱和度 <93% 时，应给予吸氧或暂停训练。

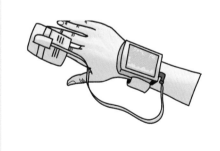

3. 终止康复训练的指征

（1）出现头晕，头痛，心绞痛，呕吐，强疲劳感等症状时。

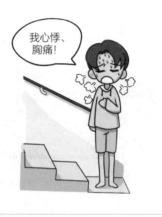

我心悸、胸痛！

（2）脉搏超过 140 次 /min，收缩压上升 >40mmHg 或舒张压上升 >20mmHg，呼吸频率 >30 次 /min 或出现明显气喘时。

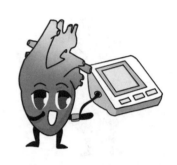

（3）意识状态恶化时。

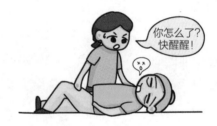

你怎么了？快醒醒！

四、该怎样吃，才能动得更好？

患者肌肉力量不够就会导致对抗力不够，耐力变差，影响主动训练的效果。

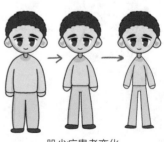

肌少症患者变化

呼吸系统疾病患者常伴有营养不良，机体抵抗疾病的能力下降，不利于肌肉保持，更不利于患者的运动训练。

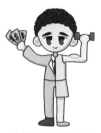

存钱还是存肌肉？

营养支持是增肌的重要方式。饮食建议高蛋白质、低脂肪、适宜的碳水化合物，减少二氧化碳过多产生。

 每日 300g 牛奶

 每日 100~150g 瘦肉

 每日 1 个鸡蛋

合并糖尿病、高血压的患者，应结合疾病情况给予不同比例的营养支持，以满足机体需要。

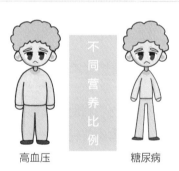

高血压　　不同营养比例　　糖尿病

（杨荀　肖芹　吴颖）

第四节 漫话气道廓清技术

一、什么是气道廓清？

是利用物理或机械方式作用于气流，帮助气管、支气管内的分泌物排出，或促发咳嗽使痰液排出。

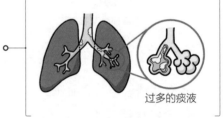

二、为什么要进行气道廓清？

分泌物滞留在气道内会诱发或加重呼吸系统炎症，阻塞呼吸道，引起肺不张，导致通气障碍，出现呼吸衰竭。及时清除气道分泌物能改善通气，促进患者康复。

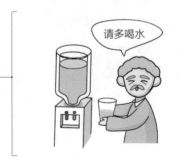

过多的痰液

三、气道廓清技术有哪些？

要将分泌物顺利地从肺部排出来，一个不容忽视的重要前提是湿化呼吸道，因此保证患者有充足的液体入量尤为重要。

请多喝水

（一）传统技术

包括体位引流、叩拍、振动排痰。

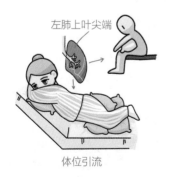

左肺上叶尖端

体位引流

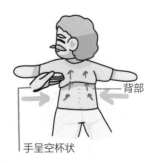

手呈空杯状

背部

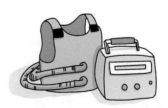

（二）主动循环呼吸技术（ACBT）

包括 3 个阶段。

1. 呼吸控制（breathing control, BC）　放松上胸部、肩部，利用下胸部和腹部完成呼吸，按自身的速度和深度进行，持续时间与患者需求相适应。

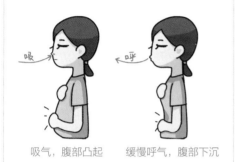

吸气，腹部凸起　　　缓慢呼气，腹部下沉

2. 胸廓扩张（thoracic expansion exercise, TEE）　深吸气到吸气储备量，吸气末屏气 3s，重复 3 次。

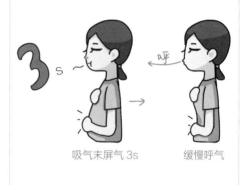

吸气末屏气 3s　　　缓慢呼气

3. 用力呵气（forced expiration technique, FET）　嘴张开呈 O 形，呵气的发音为"hou"，使胸壁和腹部肌肉收缩，有利于分泌物排出。

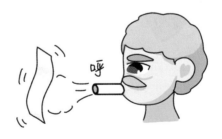

以上 3 个阶段，可根据患者情况进行自由组合。

（三）呼气末正压振荡排痰

利用一种便携的排痰装置，在患者呼气相产生低频气道振荡，从而松动、移动肺部深处的分泌物，最终达到促使痰液排出的目的。

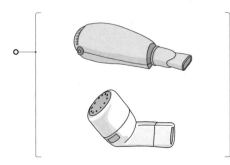

采取直立位或坐位，深吸气后用嘴完全包住咬嘴，稍用力地呼气，使仪器内产生振动。

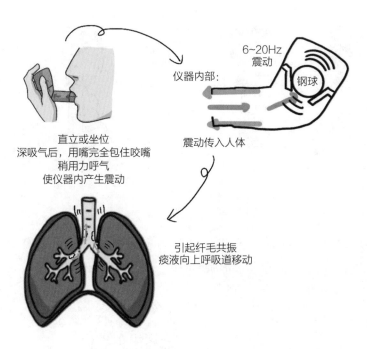

直立或坐位
深吸气后，用嘴完全包住咬嘴
稍用力呼气
使仪器内产生震动

6~20Hz震动

仪器内部：钢球

震动传入人体

引起纤毛共振
痰液向上呼吸道移动

重复练习 10~15min，结束后再配合咳嗽动作，可将痰液排除，建议早晚两次使用，并注意清洁，干燥保存。

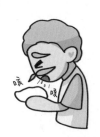

总之，呼吸康复的基础是气道管理，气道廓清技术可以增强呼吸道黏膜纤毛的清除功能、减少阻塞、改善通气。

（杨荀　肖芹　万群芳）

参考文献

［1］吴小玲，蒋丽，万群芳．华西专家说"肺话"——畅呼吸科学指南［M］．成都：四川科学技术出版社，2020.

［2］李为民，刘伦旭．呼吸系统疾病基础与临床［M］．北京：人民卫生出版社，2017.

［3］葛均波，徐永健，王辰．内科学［M］．9 版．北京：人民卫生出版社，2018.

［4］郭爱敏，周兰姝．成人护理学［M］．3 版．北京：人民卫生出版社，2017.

［5］唐神结，李亮，高文，等．中国结核病年鉴（2018）［M］．北京：人民卫生出版社，2019.

［6］车国卫，刘伦旭．加速肺康复外科，需要精准治疗吗［J］．中国肺癌杂志，2017，20（8）：549-554.

［7］陈亚红．2019 年 GOLD 慢性阻塞性肺疾病诊断、治疗及预防全球策略解读［J］．中国医学前沿杂志（电子版），2019，11（1）：1-12.

［8］田家利，袁军凤，孙红，等．国内外成人急诊氧疗指南新进展［J］．解放军护理杂志，2019，36（07）：73-75.

［9］王慕鹏，蔺红静，张学丽，等．慢性阻塞性肺疾病稳定期的肺康复治疗［J］．中国老年学杂志，2019，39（18）：4622-4624.

［10］赵彦程，张勇，叶茂松，等．EBUS-GS 对较大肺外周病灶（PPL）的诊断价值［J］．复旦学报（医学版），2020，47（2）：257-262.

［11］李时悦，陈小波．呼吸系统冷冻活检的几个关键问题［J］．中华结核和呼吸杂志，2018，41（6）：401-403.

［12］中华医学会呼吸病学分会呼吸危重症医学学组，中国医师协会呼吸医师分会危重症医学工作委员会．成人经鼻高流量湿化氧疗临床规范应用专家共识．中华结核与呼吸杂志，2019，42（2）：83-91.

［13］中国医学装备协会呼吸病学专委会吸入治疗与呼吸康复学组，中国慢性阻塞性肺疾病联盟．稳定期慢性气道疾病吸入装置规范应用中国专家共识

［J］.中华结核和呼吸杂志，2019，42（4）：241-523.

［14］中华医学会呼吸病学分会.中国成人社区获得性肺炎诊断和治疗指南
（2016年版）［S］.中华结核和呼吸杂志，2016，39（4）：253-279.

［15］中华医学会呼吸病学分会介入呼吸病学学组.成人诊断性可弯曲支气管镜
检查术应用指南（2019年版）［S］.中华结核和呼吸杂志，2019，42（8）：
573-590.

［16］中华医学会呼吸病学分会介入呼吸病学学组.中国医师协会呼吸医师分会
介入呼吸病学工作委员会.经支气管冷冻活检技术临床应用专家共识［J］.
中华结核和呼吸杂志，2019，42（6）：405-412.

45